U0236331

国家级非物质文化遗产

中医正骨疗法（章氏骨伤疗法）

中华人民共和国国务院公布
中华人民共和国文化部颁发
2011年5月

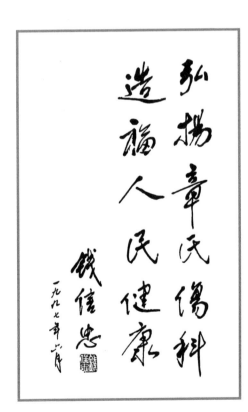

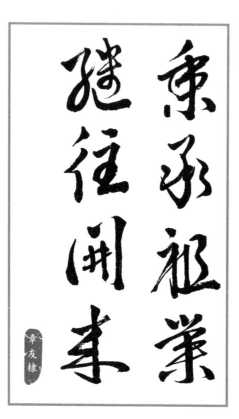

承祖业

继往开来

章友棣

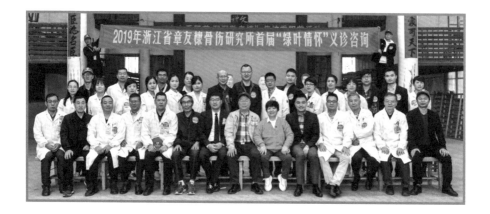

2019年浙江省章友棣骨伤研究所首届"绿叶情怀"义诊咨询

章氏骨伤疗法
理论与实践选集

主编◎章鸣 章小新 章仪

主审◎章友棣

浙江大学出版社
ZHEJIANG UNIVERSITY PRESS

全国百佳图书出版单位

图书在版编目（CIP）数据

章氏骨伤疗法 ： 理论与实践选集. 第一辑 / 章鸣，章小新，章仪主编. -- 杭州 ： 浙江大学出版社，2023.1
ISBN 978-7-308-23336-1

Ⅰ. ①章… Ⅱ. ①章… ②章… ③章… Ⅲ. ①骨损伤－中医治疗法 Ⅳ. ①R274

中国版本图书馆CIP数据核字(2022)第236404号

章氏骨伤疗法：理论与实践选集（第一辑）

章 鸣 章小新 章 仪 主编

策划编辑	殷晓彤（yinxiaotong@zju.edu.cn）
责任编辑	殷晓彤
责任校对	张凌静
封面设计	续设计—黄晓意
出版发行	浙江大学出版社
	（杭州市天目山路148号　　邮政编码　310007）
	（网址：http://www.zjupress.com）
排　　版	杭州林智广告有限公司
印　　刷	浙江省邮电印刷股份有限公司
开　　本	710mm×1000mm　1/16
印　　张	8.75
插　　页	1
字　　数	150千
版 印 次	2023年1月第1版　2023年1月第1次印刷
书　　号	ISBN 978-7-308-23336-1
定　　价	58.00元

编委会

前言

章氏骨伤疗法诞生于清代道光三年(1823年),至今已传承七代。2011年,"章氏骨伤疗法(中医正骨疗法)"成功入选第三批国家级非物质文化遗产代表性项目名录。章氏骨伤疗法治疗措施包括"理、法、方、药",是一种独特的骨伤治疗技术,每年为成千上万骨伤患者解除病痛。章氏骨伤疗法具有创伤小、痛苦少、费用低等特点,深受广大骨伤患者的欢迎。

作为章氏骨伤疗法的研究机构,浙江省章友棣骨伤研究所设立于台州骨伤医院,该院为三级甲等中医骨伤医院,系章氏骨伤疗法主要传承基地,也是浙江省友义医疗集团的总院。

浙江省章友棣骨伤研究所定位于章氏骨伤疗法实践理论以及骨伤诊疗技术的基础性、前瞻性和战略性研究。章氏骨伤疗法第六代传人章友棣带领众多弟子秉承祖业,在手法正骨、手法理筋、手法复位、杉树皮夹板制作及外固定、中药内服、膏药外敷治疗骨伤疾病方面造诣颇深。

为把章氏骨伤理论体系和治疗方法发扬光大,造福更多骨伤患者,浙江省章友棣骨伤研究所整理汇编了《章氏骨伤疗法:理论与实践选集》一书,内容涵盖了近几年众多弟子对章氏骨伤疗法理论精髓的挖掘、研究及临床实践探讨,目的是大力推广国家级"非遗"章氏骨伤疗法,培养更多中医骨伤专业人才,努力为发展我国传统中医中药和骨伤事业做出积极贡献。希望本书的出版,对有志于弘扬中医骨伤事业的同道们有所裨益。

章 鸣

2022 年 4 月 13 日

目录

上篇

承继篇

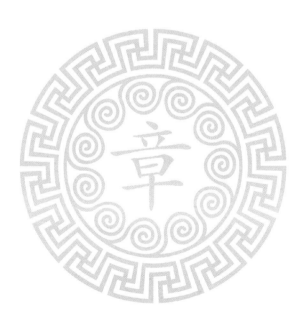

老子哲学思想对章氏骨伤理论体系形成的影响

　　章氏骨伤理论体系是我国古代哲学思想和章氏骨伤传人 200 年医疗实践相结合的产物。诸子百家的深邃思想在不同程度上影响到章氏骨伤理论的发展。其中，老子朴素辩证法思想对章氏骨伤理论的形成和发展起到了奠基作用，产生了深远的影响。《老子》的辩证自然观认为，天地自然界各种事物现象的运动和发展是矛盾的统一。

　　章氏骨伤理论认为，万物和人体是永恒的运动和矛盾的统一，阴阳矛盾的规律不仅体现在天地万物产生、发展、变化、消亡等方面，也体现在骨伤、筋伤疾病产生、诊断、治疗、康复的全过程。

　　这种辩证自然观的阴阳学说贯穿于章氏骨伤理论各个方面。

　　人体健康和疾病的发展变化的根本原因和动力正是人体阴阳两个方面的对立和统一。阴阳学说既是阐述骨与筋的组织结构、生理功能、病理变化的理论工具，又是运用于临床诊断与治疗、康复与养生的方法论。

　　在诊疗方面，病理是生理的反面，是生理失调的体现。防治疾病的基本原则是调理阴阳。阴阳失调是骨伤、筋伤疾病发生的根本原因。康复与养生要顺应自然四时的阴阳变化，以保持人与自然界的协调统一，选择相宜的"理、法、方、药"来调整机体阴阳失调状态，从而达到防病治病的目的。

　　健康和疾病既是统一的，又是对立的，是人的生命发展过程中矛盾的两个方面，依据一定的条件，可以相互转化。其通过医者的仁心仁术、不治已病治未病、不治已乱治未乱，创立了许多行之有效的方法。章氏上、下肢运动康复操和章氏颈腰椎保健操的发明做到了未病先防：调节精神，使真气内存；加强锻炼，使血气流通；起居有常，不妄劳作，使神形与俱；再适时使用中药内服、膏药外敷，达到康复养生保健之目的。

　　《老子》朴素辩证法中热爱自然、赞美自然、顺应自然、尊重自然规律、按照自然规律办事的思想同样有力地指导了章氏骨伤的组方用药思想。章氏骨伤理论认为，人体在道的作用下产生发展，物极必反，这是不以人的意志为转移的客观规律，所以各种诊疗要使人体保持适度协调地发展，谓之养生之道。章氏伤痛胶囊、章氏骨伤一号方、章氏筋伤二号方、章氏保健三号方等都能顺应药物及所治疾病的规律，具有祛病邪、疗伤痛、强体魄的作用。其配伍精当，方剂行之200年，疗效显著。

章氏骨伤理论以老子的思想为强大的哲学基础和内在的理论支撑，对健康和疾病的认识，从表面看到了内涵，从正面看到了反面，扩大了中医药文化的深度和广度，增加了其强度与韧度，在200年悠久的历史长河中充满了生机和活力，成为中国中医药伟大宝库中极其珍贵的非物质文化遗产。

（章 仪）

章友棣中西医结合治疗肩关节痛经验

[摘要]

肩关节痛在临床中很常见，治疗方法也较多。如何在众多的方案中找出高效的治疗方案，提高治疗效果，减少治疗费用，减轻患者痛苦，是治疗的关键所在。章友棣通过 50 余年的临床实践，总结出一套中西医结合、内外兼治、动静结合的治法治疗肩痛，效果显著。

[关键词]

章友棣；治疗；肩关节痛

章友棣，出生于 1952 年，浙江黄岩人，国家级非物质文化遗产——章氏骨伤疗法第六代传人；温岭市首届名中医，台州市骨伤科、筋伤科专家；浙江省章友棣骨伤研究所理事长，浙江省民营医院协会副会长，台州骨伤医院、江苏大丰同仁医院、台州骨科医院、乐清友义骨伤医院董事长。章友棣老师（以下简称章师）从事骨伤科、筋伤科临床工作 50 余年，学验俱丰，采用中西医结合、内外兼治、动静结合的治法治疗肩痛，效果显著。笔者有幸跟诊章师学习，受益良多。现特举章师门诊治疗肩痛其中典型案例一则以飨同道。

1. 医案介绍

1.1 病案

患者，袁某某，女，55 岁。主诉：无明显外伤下出现右肩疼痛、活动不利 1 个月。因肩痛难忍于 2019 年 7 月 1 日来我院筋伤科专家门诊就诊。

查体：神志清，精神可，对答切题。右侧肩部轻度肌肉萎缩，右肱二头肌长头腱压痛阳性，肩峰下外侧压痛阳性，右肩关节前屈、外展、后伸活动受限明显，前屈 50°，外展 40°，后伸 20°；肩中立位肘屈曲 90°，内外旋受限明显，内旋 50°，外旋 5°；肱二头肌抗阻力试验（Yergason 征）阳性，倒罐试验阳性，肩峰撞击征阳性，0° 外展抗阻试验阳性。颈部无压痛、叩击痛，屈伸活动度好。臂丛牵拉试验阴性，双上肢指端血循、感觉、运动好。右肘右腕部右手无明显压痛、叩击痛，屈伸活动良好。余肢体未见异常。

个人史：近日无明显外伤史；近日无发热史。

既往史：无高血压、心脏病、糖尿病、痛风、类风湿性关节炎等病史。

家族史：两系三代无家族性遗传病史。

患者 MRI 检查：右侧冈上肌腱表面部分撕裂，肱二头肌长头腱腱鞘内积液，肩峰下滑囊积液。

血化验检查：血常规、血尿酸、风湿三项、血沉未见异常。

中医四诊：患者神志清，精神软，胃纳可，眠差，大小便畅，次数及气味无异常，面色略青，形体偏胖，右肩部疼痛、活动受限，左手辅之。舌淡红边有齿痕、苔薄白、脉弦。

章师经详细地查体后，诊为肩痹肝肾亏虚型。患者 55 岁，天癸绝，肝肾亏虚、筋脉失其濡养，不荣则痛。筋脉失其濡养日久则脉络不通、条达不畅，不通则痛。其本在肝肾亏虚所致不荣则痛。西医诊断：右肩关节肱二头肌长头腱肌腱炎；右侧冈上肌腱部分撕裂伴肩峰下滑囊炎；右肩关节僵硬。

1.2 治疗

2019 年 7 月 1 日，一诊。治疗：予以复方倍他米松注射液 1mL+利多卡因针 5mL 及生理盐水 3mL，肱二头肌长头腱腱鞘内及肩峰下滑囊内局部注射治疗，美洛昔康片口服治疗。嘱其畅情志、少食辛辣食物，患肢避免剧烈活动。

2019 年 7 月 8 日，二诊。患者疼痛好转，右肩关节屈伸活动明显好转，偶有刺痛，胃纳欠佳，夜间睡眠可，舌淡红，苔薄白，脉细。再次予以玻璃酸钠注射液 2.5mL+利多卡因 5mL，长头腱腱鞘内及肩峰下三角肌下滑囊内局部药物注射治疗，并予以中药内服治疗。治则：活血化瘀、补肝肾、强筋骨、健脾胃。方药：泽兰 10g、川芎 10g、红花 6g、炙甘草 5g、陈皮 5g、广藿香 10g、茯苓 10g、白术 10g、白芍 10g、黄芪 30g、五味子 15g、补骨脂 10g、杜仲 10g、续断 10g。7 剂，日一剂，水煎服，早晚各一次。

2019 年 7 月 22 日，三诊。患者基本没有明显疼痛，仅有肩部少量不适感，肩关节屈伸活动基本正常，胃纳欠佳好转，夜间睡眠可，舌淡红，苔薄白，脉细，予以中药内服补血活血、补肾强筋、补气健脾治疗，以巩固疗效。方药：川芎 10g、广藿香 10g、茯苓 10g、炒白术 10g、红花 6g、炙甘草 5g、陈皮 5g、炒白芍 10g、黄芪 30g、五味子 15g、补骨脂 10g、杜仲 10g、续断 10g、太子参 15g、当归 10g。7 剂，日一剂，早晚各一次。

2019 年 9 月 2 日，四诊。复查 MRI：右侧冈上肌腱病，长头腱腱鞘内积液明显减少，肩峰下滑囊积液明显减少。患者疼痛消失，肩部无明显不适感，肩关节屈、伸、内收、外展、内旋、外旋等各方向活动基本正常，胃纳欠佳好转，夜间睡眠好，色质淡红，苔薄白，脉沉缓有力。

图 1 为治疗前 MRI（上面一排）和治疗后 MRI（下面一排）的对比。

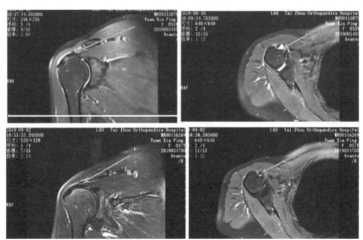

图 1　治疗前后 MRI 对比

1.3 按语

章师认为，本案患者发病原因与肩周软组织的慢性炎症或肩部周围关节的急慢性损伤有关[1]。突然的外力作用或慢性劳损致已经退变的冈上肌腱部分撕裂，导致局部损伤出血，产生炎性因子，诱发肩峰下滑囊炎及肱二头肌长头腱肌腱炎。气滞血瘀，不通则痛为疾病之标。《诸病源候论》记载："肝主筋而藏血，肾主骨而生髓，虚劳损血耗髓，故伤筋骨也"[2]。本案患者为老年女性，肝肾亏虚，脾胃虚弱，气血不足，筋骨失于濡养，为发病之根本，故治疗需标本兼治。章师予以西医治标、中医治本，收效显著。

2. 诊治特色

章师在诊治上有三大特色。

2.1 西医治标

治疗上采用"急则治标"的治疗原则。此类患者初期予以倍他米松局部封闭治疗，改善疼痛及消除炎症，以缓解急性症状[3]；后期用玻璃酸钠注射液营养关节肌腱，起到消炎润滑作用[4]。最终缓解局部疼痛，达到治标的目的。

2.2 中医治本

章氏骨伤传承 200 余年，在中医中药的使用上形成了自己独特的理论体系。章师经过传承与创新，在中医中药上有了一定的造诣，尤其是颈肩腰腿痛方面。该患者经脉象舌象表现肝脾肾虚为本，表实为瘀，初期予以泽兰、当归、川芎、红花，活血化瘀、消肿止痛；桂枝、白芍柔筋缓急，同时兼顾肝肾脾胃的补养，予以藿香、茯苓、白术（脾胃为后天之本），辅以黄芪、五味子、补骨脂、杜仲、续断补气血、补肝肾、强筋骨治疗（肝主筋、肾主骨）[5]。后期调整中药以藿香、茯苓、炒白术、黄芪、五味子、补骨脂、杜仲、续断、太子参，补气健脾、补肝肾、强筋骨为主，辅以少量活血化瘀药当归、川芎、红花，配以桂枝、白芍养血和营，治疗老年人肝肾亏虚、气血虚弱之本，以达到标本兼治的目的。中药辨证准确，药性平和，兼顾升提正气，攻补兼施，治病求本。由此，该类肩痛患者疗效俱佳。

2.3 进针点的选择

根据MRI结果，找准疾病病灶所在。根据章师骨伤针灸针刀经验选取了肩部常用的两个治疗点：肱二头肌长头腱和肩峰下滑囊。向肱二头肌长头腱鞘内和肩峰下滑囊内注射药物，达到了消除病灶的目的。

中西医结合、内外兼治、动静结合系章师临床诊治经验之一，不少门诊肩痛患者得益于此法，受益匪浅。

参考文献

[1]高淑芳.肩周炎的推拿治疗及护理[J].中国中医骨伤科杂志,2012,20(7):71-72.

[2]何坤,林定坤,侯宇,等.林定坤教授阶梯治疗肩周炎经验[J].中国中医骨伤科杂志,2019,27(1):79-81.

[3]段华,蒲丹,陈世寅.超声引导下微创治疗急性肩峰三角肌下滑囊炎的病例对照研究[J].中国骨伤,2016,29(9):800-803.

[4]曹寅生,万云峰,文猛,等.肩关节腔内药物联合注射治疗原发性冻结肩[J].中医正骨,2019,31(7):40-43.

[5]许永良.肩关节松解术结合推拿及中药治疗肩关节周围炎76例[J].浙江中医杂志,2018,53(5):348.

（覃 伟 李仕杰 章友棣）

章氏腰腿痛方颗粒剂治疗气滞血瘀型腰椎间盘突出症临床疗效及对血清 MMP-3 的影响

[摘要]

目的： 研究章氏腰腿痛方颗粒剂治疗气滞血瘀型腰椎间盘突出症的临床疗效和对血清基质金属蛋白酶-3（matrix metalloproteinase-3，MMP-3）的影响。**方法：** 选取 2020 年 1 月—2021 年 12 月台州骨伤医院筋伤科气滞血瘀型腰椎间盘突出症患者 100 例，随机分为观察组 50 例和对照组 50 例。观察组给予章氏腰腿痛方颗粒剂口服治疗，对照组给予电针治疗，两组均治疗 4 周。统计两组临床疗效，比较两组治疗前后视觉模拟评分法（visual analogue scale，VAS）和日本骨科协会评估治疗（Japanese orthopaedic association，JOA）腰椎评分，检测治疗前后血清 MMP-3 水平。**结果：** 治疗 4 周后，观察组临床疗效优于对照组（$P < 0.05$）；与治疗前比较，两组 VAS、JOA 腰椎评分和血清 MMP-3 水平均明显改善（$P < 0.01$），且观察组优于对照组（$P < 0.05$）。治疗后 1 个月，观察组临床疗效优于对照组（$P < 0.05$）；与治疗前比较，两组 VAS、JOA 腰椎评分和血清 MMP-3 水平均明显改善（$P < 0.01$），且观察组优于对照组（$P < 0.05$）。**结论：** 章氏腰腿痛方颗粒剂可显著改善气滞血瘀型腰椎间盘突出症患者 VAS、JOA 腰椎评分和血清 MMP-3 水平，明显缓解躯体疼痛，恢复腰椎功能，有助于减缓椎间盘退变，疗效优于电针治疗。

[关键词]

腰椎间盘突出症；中药；颗粒剂；基质金属蛋白酶 -3；临床疗效

腰椎间盘突出症（lumbar disc herniation，LDH）是腰椎间盘髓核突出压迫或刺激腰脊神经，导致受累神经根炎性反应，出现腰腿疼痛、麻木等神经功能障碍的一种疾病，属于中医学"腰腿痛"范畴。国家级非物质文化遗产"章氏骨伤疗法"以章氏腰腿痛方辨证治疗气滞血瘀型LDH取得不错效果。随着中药颗粒剂型代替中药饮片的使用，为研究腰腿痛方颗粒剂辨证治疗气滞血瘀型LDH的临床疗效及安全性，采用VAS、JOA腰椎评分和血清MMP-3三个观察指标，开展了本次临床研究，现报道如下。

1. 临床资料

1.1 一般资料

选取2020年1月—2021年12月我院筋伤科符合纳入标准的100例气滞血瘀型LDH患者进行临床研究，所有患者均已自愿签署知情同意书。将患者随机分成观察组和对照组，观察组（腰腿痛方颗粒剂组）50例，年龄23～65岁，病程1.0～26.0周。对照组（电针治疗组）50例，年龄24～65岁，病程1.0～52.0周。两组患者基线资料比较，差异无统计学意义（$P > 0.05$），具有可比性，见表1。

表1 两组患者的基线资料比较

组别	例数	性别（例）		年龄（$\overline{\chi} \pm s$，岁）	病程（中位数，周）	责任椎间盘（例）	
		男	女			L4/5	L5/S1
观察组	50	28	22	45.54 ± 10.41	4.0	28	22
对照组	50	30	20	48.16 ± 9.03	4.0	26	24
检验值	–	$\chi^2 = 0.164$		$t = -1.344$	$Z = -0.214$	$\chi^2 = 0.161$	
P 值	–	0.685		0.182	0.831	0.688	

1.2 诊断标准

参照《腰椎间盘突出症诊断标准》[1]：①腰痛伴下肢放射痛。②脊柱侧弯伴活动受限，责任椎间隙旁深压痛及叩击痛，伴患侧下肢放射痛。③下肢受累神经分布区有感觉异常、反射异常、肌肉萎缩和肌力减弱。④直腿抬高试验及加强试验阳性或股神经牵拉试验阳性。⑤辅助检查CT或MRI提示腰椎间盘突出部位及程度。诊断标准中①～④项有两项符合，加第⑤项即可明确诊断LDH。

中医证候诊断标准：参照1994年国家中医药管理局发布的中华人民共和国中医药行业标准《中医病证诊断疗效标准》。近期腰部多有外伤史，腰腿疼痛剧烈，痛有定处，刺痛，腰部活动艰难，痛处拒按，舌质暗紫或有瘀斑，苔薄白或薄黄，脉沉涩或脉弦。

1.3 纳入标准

①符合上述诊断标准的单侧单节段责任椎间盘为腰 4/5 或腰 5/骶 1 的气滞血瘀型 LDH 患者。②年龄 18～65 岁。③病程 1 周～1 年。④自愿签署知情同意书。

1.4 排除标准

①患者有手术指征。②怀孕或哺乳期妇女。③1 周内使用过非甾体抗炎药、麻醉性止痛药、中枢性止痛药和激素等具有止痛作用药物的患者。④曾有腰椎间盘突出手术史，或合并新鲜腰椎骨折、腰椎结核、肿瘤、强直性脊柱炎以及全身重大疾病患者。

1.5 脱落标准

①患者在临床治疗中病情加重，无法继续按原方案治疗者。②患者在临床治疗中出现不良反应不宜继续治疗者。③患者因其他疾病需要立即对症处理且影响原方案治疗者。④患者因自身原因，不能按规定时间接受治疗者。

2. 方法

2.1 治疗方法

2.1.1 观察组

口服腰腿痛方颗粒剂。药物组成：桃仁 10g、红花 6g、当归 15g、川芎 15g、地龙 10g、蜈蚣 3g、全蝎 3g、猫人参 15g、生地 15g、荆芥 6g、细辛 3g、威灵仙 10g、甘草 6g。早晚饭后各 1 包，热开水 150mL 冲服，共治疗 4 周。

2.1.2 对照组

接受毫针针刺穴位。根据责任椎间盘定位及中医经络理论确定穴位。主穴：责任椎间盘及上下各一个椎间盘两侧的华佗夹脊穴，患侧大肠俞、环跳、秩边、委中穴；配穴：腰 4/5 责任椎间盘致腰 5 神经根受压配阳陵泉、足三里、太冲穴，腰 5/骶 1 责任椎间盘致骶 1 神经根受压配承山、昆仑、足临泣穴。针具选用华佗牌一次性无菌毫针（0.40mm×50mm和 0.40mm×75mm），常规针刺，得气后接电子针疗仪（华佗牌，SDZ-Ⅱ型），一组接患侧责任椎间盘对应的华佗夹脊穴和环跳穴，另一组接委中穴和受压神经根支配部位的配穴（腰 5 神经根选足三里穴，骶 1 神经根选昆仑穴），选择疏密波，强度以患者能耐受为度，每次 30 分钟。电针每周3 次，持续治疗 4 周。

2.2 疗效评价方法

2.2.1 疗效评定

分别于治疗前、治疗 4 周后和完成治疗后 1 个月，使用 VAS 评定疼痛程度，JOA 腰椎评分评定腰椎功能。临床疗效：根据 JOA 腰椎评分系统，评定治疗前后分值，计算改善指数，治疗改善率=[（治疗后评分－治疗前评分）/（满分 29 －治疗前评分）]×100%。临床控制：治疗改善率≥75%。显效：50%≤治疗改善率<75%。有效：25%≤治疗改善率<50%。无效：治疗改善率<25%。

2.2.2 MMP-3 检测

分别于治疗前、治疗 4 周后和完成治疗后 1 个月抽取静脉血，检测血清 MMP-3 水平，标本送至艾迪康医学检验中心采用双抗二步夹心法酶联免疫吸附试验（enzyme linked immunosorbent assay，ELISA）进行检测，试剂盒（批号：202005）由上海酶联生物科技有限公司生产。

2.3 统计学方法

采用 SPSS 23.0 软件包进行分析数据，计量资料用均数±标准差（$\bar{x}\pm s$）或中位数表示，符合正态分布的资料组内比较采用配对样本 t 检验，组间比较采用独立样本 t 检验；不符合正态分布的资料组内比较采用配对设计的秩和检验，组间比较采用成组设计的秩和检验。计数资料组间比较采用 χ^2 检验，两组间有序定性资料采用秩和检验中的 Mann-Whitney U 检验，$P<0.05$ 为差异有统计学意义。

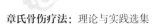

3. 结果

3.1　临床疗效

观察组完成研究病例 48 例，脱落病例 2 例，其中 1 例因对疗效不满意，1 例因不能按要求复诊，退出临床研究。对照组完成研究病例 47 例，脱落病例 3 例，脱落病例中 3 例患者因对疗效不满意，退出本次研究。两组的脱落病例均视为无效病例进行统计学分析。治疗后和治疗后 1 个月，两组临床疗效比较，组间差异均有统计学意义（$P < 0.05$），见表 2。

表 2　临床疗效比较

时间	组别	例数	临床控制	显效	有效	无效	Z 值	P 值
治疗 4 周后	观察组	50	29（58%）	12（24%）	6（12%）	3（6%）	−2.103	0%36
	对照组	50	18（36%）	17（34%）	11（22%）	4（8%）		
治疗后 1 个月	观察组	50	27（54%）	11（22%）	7（14%）	5（10%）	−2%06	0%46
	对照组	50	16（32%）	16（32%）	11（22%）	7（14%）		

3.2　VAS 评分、腰椎 JOA 评分比较

治疗前，两组间 VAS、JOA 腰椎评分比较，差异均无统计学意义（$P > 0.05$）。治疗 4 周后和完成治疗后 1 个月，两组 VAS 评分、JOA 腰椎评分与本组治疗前比较，差异均有统计学意义（$P < 0.01$）；两组间 VAS 评分、JOA 腰椎评分比较，差异均有统计学意义（$P < 0.05$），见表 3。

表 3　VAS 评分、JOA 腰椎评分比较

项目	组别	例数	治疗前（$\overline{\chi} \pm s$）	治疗 4 周后（$\overline{\chi} \pm s$）	治疗后 1 个月（$\overline{\chi} \pm s$）
VAS 评分	观察组	48	6.94 ± 2.31	1.54 ± 1.25 ▲★	1.71 ± 1.29 ▲★
	对照组	47	6.83 ± 1.62	2.19 ± 1.44 ▲	2.40 ± 1.42 ▲
JOA 腰椎评分	观察组	48	13.94 ± 6.58	24.88 ± 3.75 ▲★	24.40 ± 3.99 ▲★
	对照组	47	13.77 ± 4.68	23.51 ± 3.53 ▲	22.83 ± 3.99 ▲

注：与本组治疗前比较，▲$P < 0.01$；与对照组比较，★$P < 0.05$

3.3　血清 MMP-3 比较

治疗前，两组间血清 MMP-3 水平比较，差异无统计学意义（$P >$

0.05）；治疗 4 周后和治疗后 1 个月，两组血清 MMP-3 水平与本组治疗前
比较，差异有统计学意义（$P < 0.01$）；两组间血清 MMP-3 水平比较，差
异有统计学意义（$P < 0.05$），见表 4。

表 4 血清 MMP-3 水平比较

单位：ng/mL

项目	组别	例数	治疗前 （$\overline{\chi} \pm s$）	治疗 4 周后 （$\overline{\chi} \pm s$）	治疗后 1 月 （$\overline{\chi} \pm s$）
MMP-3	观察组	48	37.96 ± 13.21	27.04 ± 7.94 ▲★	27.17 ± 6.67 ▲★
	对照组	47	38.16 ± 10.94	30.65 ± 8.46 ▲	30.42 ± 7.46 ▲

注：与本组治疗前比较，▲$P < 0.01$；与对照组比较，★$P < 0.05$

4. 讨论

LDH 非手术治疗就是将腰椎间盘突出症转变为无症状腰椎间盘突
出[2]，为可能出现的腰椎间盘突出髓核重吸收赢得时间[3-4]。腰椎间盘突
出的发生基础是椎间盘退变，椎间盘退变的基本病理变化是椎间盘基质降
解，基质金属蛋白酶（MMPs）作为一种重要的基质降解酶可能在基质降
解中发挥重要作用，而突出的椎间盘产生大量的 MMP-3 释放至血液中，
故 LDH 患者血清 MMP-3 水平明显高于正常人[1]。MMP-3 可能在腰椎间盘
基质降解中发挥作用，降低血清 MMP-3 水平，有助于减缓腰椎间盘退变。
本项研究显示，章氏腰腿痛方颗粒剂和电针治疗能够显著降低气滞血瘀型
LDH 患者血清 MMP-3 水平，前者优于后者。

中医学中有与 LDH 相关的记载。《医学心语》中有"腰痛拘急，牵引
腿足"。《医学正传》中亦有"治腰脊痛，或跌打损伤，或从高坠下，恶
血在太阳经，令人腰脊痛，或髋股胫臑中痛不可忍"。本病系感受外邪或
跌扑闪挫致腰腿部经脉受阻，气血运行不畅，气滞则血瘀，不通则痛。章
氏腰腿痛方颗粒剂是国家非物质文化遗产"章氏骨伤疗法"验方，以桃红
四物汤合荆地细辛汤加减、以桃仁、红花、当归、川芎为君，活血行气，
通络止痛。生地、猫人参，清热解毒；荆芥、细辛、威灵仙，祛风通络止
痛，共为臣药。地龙、蜈蚣、全蝎，活血通络、搜风止痛共为佐药。甘草
调和诸药为使药。全方共奏活血行气、祛风通络止痛之功效。方中桃仁、

红花、当归、川芎等活血化瘀药物，具有扩张血管、改善微循环、抗炎镇痛效果[5]；猫人参、生地、荆芥、细辛、蜈蚣均来自荆地细辛汤，祛风解毒，使经络通达，通则不痛[6]；药对全蝎和蜈蚣，相须为用，有"不可离之性"，具有搜风解痉、通络止痛之效[7]，也适合用于LDH的治疗[8]；地龙，入膀胱经，具有散经络瘀血之效[9]；威灵仙祛风湿通经络，《仙授理伤续断秘方》中记载"治腰痛不能忍"，也具有抗炎镇痛作用[10]。

对照组采用电针治疗LDH，根据"经脉所过，主治所及"的取穴原则，主穴选择华佗夹脊穴、大肠俞、环跳、秩边、委中等穴，腰4/5责任椎间盘按腰5神经根支配区域配阳陵泉、足三里、太冲穴，腰5/骶1责任椎间盘按骶1神经根支配区域配承山、昆仑、足临泣穴，针刺得气后加疏密波电刺激，治疗LDH能够明显缓解疼痛[11]，也能降低血清MMP-3水平[12]。

本研究结果显示，章氏腰腿痛方颗粒剂可显著改善气滞血瘀型腰椎间盘突出症患者VAS评分、JOA腰椎评分和血清MMP-3水平，明显缓解躯体疼痛，恢复腰椎功能，有助于减缓椎间盘退变，疗效优于电针治疗，患者依从性较好，值得临床推广应用。

参考文献

[1]鲁玉来,刘晓光.腰椎间盘突出症[M].3版.北京:人民军医出版社,2014.

[2]鲁玉来,亓建洪.无症状腰椎间盘突出的原因及其临床意义[J].中国矫形外科杂志,2013,21(7):637-638,732.

[3]林顺,孙一夫,俞鹏飞,等.腰椎间盘突出后重吸收研究进展[J].中国中医骨伤科杂志,2022,30(4):85-88.

[4]刘锦涛,俞鹏飞,马智佳,等.巨大破裂型腰椎间盘突出症重吸收55例分析[J].中国中医骨伤科杂志,2021,29(9):27-31.

[5]禚汉杰,周英杰,柴旭斌,等.身痛逐瘀汤治疗血瘀型腰椎间盘突出症的临床报道[J].中国中医骨伤科杂志,2018,26(10):52-53.

[6]刘宏.荆地细辛汤治疗腰椎间盘突出症 150 例[J].浙江中医杂志,2005,40(12):524.

[7]刘春慧,耿刚.基于药对配伍的全蝎组方探讨[J].中医杂志,2019,60(18):1563-1566.

[8]张朗仪,黄志华,甘瑞发,等.自拟全蝎蜈蚣汤加减治疗腰椎间盘突出症的疗效观察[J].内蒙古中医药,2019,38(6):42-43.

[9]黄黎,周长征.地龙散联合中医定向透药治疗腰椎间盘突出症 34 例[J].中医临床研究,2020,12(18):109-111.

[10]张莉莉,郑玉娇,韦宇,等.盐杜仲、独活、威灵仙治疗腰椎间盘突出症经验——仝小林三味小方撷萃[J].吉林中医药,2020,40(2):148-150.

[11]郑文贤,陈顺,陈建乐,等.电针治疗腰椎间盘突出症血瘀证 36 例临床观察[J].甘肃中医药大学学报,2021,38(6):76-80.

[12]邓德万,王彬,周震,等.针灸治疗腰椎间盘突出症机制研究概况[J].针灸临床杂志,2020,36(1):91-94.

（何　生　章　鸣　陶青云　王锐利　朱圣兵　郭彩蓉　丁慧灵）

章氏腰腿痛方治疗对湿热痹阻型腰椎间盘突出症患者血清 TNF-α、IL-6 的影响及临床疗效研究

[摘要]

目的：观察章氏腰腿痛方治疗湿热痹阻型腰椎间盘突出症的临床疗效及对血清肿瘤坏死因子（TNF）-α、白介素（IL）-6 的影响。**方法：**将符合入选标准的 80 例湿热痹阻型腰椎间盘突出症患者随机分为治疗组（章氏腰腿痛方组）和观察组（双氯芬酸钠肠溶释放胶囊组），每组各 40 例。治疗组给予章氏腰腿痛方辨证口服治疗，观察组给予双氯芬酸钠肠溶释放胶囊口服治疗。分别在治疗前 24 小时内、治疗 4 周后 24 小时内检测血清 TNF-α、IL-6 水平，评估 VAS 评分、JOA 腰椎评分，并进行临床疗效评价。**结果：**治疗 4 周后，两组血清 TNF-α、IL-6 水平以及 VAS 评分、JOA 腰椎评分与治疗前比较，差异具有统计学意义（$P < 0.01$）；两组间血清 TNF-α、IL-6 水平、VAS 评分、JOA 腰椎评分、临床疗效比较，差异无统计学意义（$P > 0.05$）。**结论：**章氏腰腿痛方治疗能够降低湿热痹阻型腰椎间盘突出症患者血清 TNF-α 和 IL-6 水平，改善 VAS 评分和 JOA 腰椎评分，取得满意的临床疗效。

[关键词]

腰椎间盘突出症；章氏腰腿痛方；双氯芬酸钠肠溶释放胶囊；肿瘤坏死因子 -α；白介素 -6；临床疗效

腰椎间盘突出症（lumbar disc herniation，LDH）是因纤维环破裂，髓核突出压迫或刺激其周围神经，引起腰腿疼痛和神经功能障碍的一种临床综合征，是骨科常见疾病，也是腰腿疼痛的常见病因。非手术治疗还是积极手术治疗是医患首先需要考虑的选项。大量临床研究显示，80% ～ 90% 的 LDH 患者采用非手术疗法可获得治愈或长期缓解。如何选择损伤小、

疗效确切的非手术治疗方案是医患的共同追求。因此，我们观察了章氏腰腿痛方治疗湿热痹阻型LDH的临床疗效及对血清TNF-α、IL-6的影响，现报道如下。

1. 临床资料

1.1 一般资料

纳入2019年6月—2021年5月我院筋伤科门诊及病房符合诊断纳入标准的湿热痹阻型LDH患者80例进行临床研究，所有患者均已自愿签署知情同意书。将患者随机分成2组。治疗组（章氏腰腿痛方组）40例，男22例，女18例，年龄23～65岁，平均年龄（40.2±9.60）岁；病程1.0～27周，平均（4.87±4.06）周；治疗节段，腰4/5椎间盘21例，腰5/骶1椎间盘19例。观察组（双氯芬酸钠肠溶释放胶囊组）40例，男19例，女21例，年龄24～65岁，平均年龄（41.4±9.96）岁；病程1.0～52周，平均（5.01±6.61）周；治疗节段，腰4/5椎间盘20例，腰5/骶1椎间盘20例。两组患者的基线资料比较，差异无统计学意义（$P>0.05$），具有可比性，见表1。

表1 两组患者的基线资料比较

组别	例数	性别（例）		年龄（$\overline{\chi}\pm s$，岁）	病程（$\overline{\chi}\pm s$，周）	病变部位（例）	
		男	女			L4/5	L5/S1
治疗组	40	22	18	40.2±9.60	4.87±4.06	21	19
观察组	40	19	21	41.4±9.96	5.01±6.61	20	20
检验值	—	$\chi^2=0.450$		$t=-0.816$	$t=-0.177$	$\chi^2=0.050$	
P值	—	0.502		0.416	0.860	0.823	

1.2 诊断标准

参照《腰椎间盘突出症诊断标准》[1]：①腰臀部疼痛伴下肢放射痛，腹压增加时疼痛加重。②脊柱常有侧弯伴活动受限，病变椎间隙旁有深压痛及叩击痛，伴同侧下肢放射痛。③下肢受累神经分布区有感觉异常、肌力减弱、肌肉萎缩和反射改变（以上4项有2项异常即有诊断价值）。④神经张力试验阳性（直腿抬高试验及加强试验阳性或股神经牵拉试验阳性）。

⑤辅助检查CT或MRI检查提示腰椎间盘突出的部位及程度，必要时肌电图检查进一步明确责任椎间盘及突出程度。诊断标准中①～④项有两项符合，加第⑤项即可明确诊断LDH。

1.3 纳入标准

①符合上述诊断标准的LDH患者。②年龄18～65岁。③病程1周～1年。④自愿签署知情同意书。

1.4 排除标准

①患者有急诊手术指征。②怀孕或哺乳期妇女。③1周内使用过非甾体抗炎药、麻醉性止痛药、中枢性止痛药和激素等具有止痛作用药物的患者。④腰椎间盘突出症术后，或合并椎管狭窄、腰椎滑脱、腰椎骨折、腰椎结核、骨质疏松、肿瘤、中轴型脊柱关节炎以及严重的消化系统、肝肾功能不全等全身重大疾病患者。

1.5 脱落标准

①纳入病例在临床治疗中出现严重不良反应者。②纳入病例在临床治疗中病情加重，无法继续按原方案治疗者。③纳入病例因其他疾病需要立即对症处理且影响原治疗方案者。④患者因个人原因，不能继续治疗或未按规定时间接受治疗者。

2. 研究方法

2.1 分组方法

采用随机方法将纳入研究的患者分为两组，治疗组40例，观察组40例。

2.2 治疗方法

2.2.1 治疗组

采用章氏腰腿痛方辨证治疗LDH。药物组成：猫人参15g、荆芥10g、生地15g、细辛3g、蜈蚣2条、威灵仙10g、青风藤10g、豨莶草10g、天花粉10g、甘草6g。每日1剂，水煎200mL，早晚2次，饭后口服，共治疗 4 周。

2.2.1 观察组

采用双氯芬酸钠肠溶缓释胶囊 0.1g 治疗，每日 1 次，饭后口服，共治疗 4 周。

2.3 疗效评价方法

①治疗前 24 小时内、治疗 4 周后 24 小时内，使用 VAS 对 LDH 患者腰腿疼痛程度进行评分；采用 JOA 腰椎评分系统评定治疗前后分值，计算改善指数，治疗改善率 = [（治疗后评分 − 治疗前评分）/（29 − 治疗前评分）] × 100%。②治疗前 24 小时内和治疗 4 周后 24 小时内检测血清 TNF–α 和 IL–6 含量。

2.4 统计学方法

采用 SPSS 23.0 软件包统计分析数据，计量资料用均数 ± 标准差（$\bar{x} \pm s$）表示，组内比较采用配对设计定量资料的 t 检验，组间比较采用两独立样本均数比较的 t 检验和成组设计两样本比较的秩和检验；计数资料组间比较采用 χ^2 检验。$P < 0.05$ 为差异有统计学意义。

3. 结果

3.1 治疗一般情况

治疗组脱落病例 5 例，观察组脱落病例 9 例，治疗组完成研究病例 35 例，观察组完成研究病例 31 例。治疗前，两组间 VAS 评分、JOA 腰椎评分差异无统计学意义（$P > 0.05$）；治疗后，两组间 VAS 评分、JOA 腰椎评分差异无统计学意义（$P > 0.05$）；两组 VAS 评分、JOA 腰椎评分与本组治疗前比较，差异均有统计学意义（$P < 0.01$），见表 2。

表 2　VAS 评分、JOA 腰椎评分比较（$\bar{x} \pm s$）

项目	组别	例数	治疗前	治疗后 1 周
VAS 评分	治疗组	35	6.16 ± 1.59	1.64 ± 1.81 ▲
	观察组	31	6.11 ± 1.44	1.18 ± 1.46 ▲
JOA 腰椎评分	治疗组	35	11.32 ± 3.64	24.10 ± 5.03 ▲
	观察组	31	10.98 ± 2.69	25.33 ± 4.28 ▲

注：与本组治疗前比较，▲$P < 0.01$

3.2　治疗效果

治疗组脱落原因全部为治疗过程中，患者对疗效不够满意，退出临床研究。观察组中，有 3 例患者因出现胃肠道反应，退出研究；4 例患者不认同治疗方案，退出研究；2 例患者未按时复诊，自动退出研究。治疗后两组间临床疗效比较，差异无统计学意义（$P > 0.05$），见表 3。

表 3　治疗后组间临床疗效比较

组别	例数	治愈	显效	有效	无效	χ^2 值	P 值
治疗组	35	20	10	5	0	3.140	0.208
观察组	31	11	14	6	0	—	—

3.3　两组治疗前后血清 TNF-α、IL-6 含量比

治疗前两组 TNF-α、IL-6 差异无统计学意义（$P > 0.05$）；治疗后两组 TNF-α、IL-6 与治疗前比较，差异均有统计学意义（$P < 0.01$）；组间比较，差异无统计学意义（$P > 0.05$），见表 4。

表 4　两组治疗前后血清 TNF-α、IL-6 比较（$\bar{x} \pm s$）

项目	组别	例数	治疗前（pg/mL）	治疗后（pg/mL）
TNF-α	治疗组	35	88.08 ± 24.94	60.45 ± 18.35 ▲
	观察组	31	85.68 ± 23.05	58.76 ± 16.98 ▲
IL-6	治疗组	35	5.17 ± 2.18	3.76 ± 1.57 ▲
	观察组	31	4.83 ± 1.58	3.53 ± 1.28 ▲

注：与本组治疗前比较，▲$P < 0.01$

4. 讨论

LDH 是在腰椎间盘退变的基础上，因纤维环破裂，髓核突出压迫神

经，致神经根炎性反应，引起腰腿痛和神经功能障碍。非手术治疗就是为了将腰椎间盘突出症转变为无症状腰椎间盘突出，同时为可能出现的腰椎间盘突出自然吸收赢得时间。本研究结果显示，口服章氏腰腿痛方治疗湿热痹阻型LDH的近期疗效与双氯芬酸钠肠溶释放胶囊类似，治疗后两组血清TNF-α、IL-6含量及VAS评分、JOA腰椎评分较治疗前均明显改善，治疗后两组间血清TNF-α、IL-6含量及VAS评分、JOA腰椎评分和临床疗效无显著差异。但是双氯芬酸钠肠溶释放胶囊对胃肠道功能影响较大，出现3例因无法耐受而退出，而中药章氏腰腿痛方对消化道影响小，患者依从性好。

多数学者认为，LDH发病机理是由于髓核突出，髓核的蛋白多糖和β蛋白质对神经根产生化学刺激，同时产生大量的"H"物质，而神经根无束膜化学屏障，从而产生的神经根炎[2-3]。神经根出现炎性反应时，会出现根性疼痛等症状，而炎症介质的产生与细胞因子释放[4]和自身免疫反应[5]有关。刘潮坚等[6]研究发现，突出的髓核组织中TNF-α和IL-6含量高于正常的椎间盘组织，TNF-α作为重要的炎症细胞因子，在腰椎间盘突出于椎管内诱发的炎症反应中起重要作用；而IL-6是重要的炎症促进剂，可通过调节免疫细胞功能促进椎间盘自身免疫反应，刺激炎症细胞聚集，促进炎症介质的释放，进而促进腰椎间盘退变的炎症过程。本研究显示，口服中药章氏腰腿痛方的效果同双氯芬酸钠肠溶释放胶囊类似，均能够降低血清TNF-α和IL-6水平，缓解湿热痹阻型LDH患者的根性症状，达到较好的镇痛效果。

受浙东南气候和饮食习惯影响，LDH患者体质多湿热，湿热痹阻型LDH为常见证型，我院章氏腰腿痛方以猫人参清热消肿、祛风除湿为君；生地、蜈蚣清湿热、通经络、止痹痛为臣药，助君药增强清湿热之功效；荆芥、细辛、豨莶草、威灵仙、青风藤皆具祛风湿、通经络之功效，天花粉清热消肿，共为佐药；甘草调和诸药为使药。全方共奏清湿热、祛风湿、通经络、止痹痛之功效，且清热化湿与祛风通络并重，能缓解湿热痹阻型LDH所致的腰腿疼痛麻木等症状。

参考文献

[1]鲁玉来,刘晓光.腰椎间盘突出症[M].3版.北京:人民军医出版社,2014.

[2]MAarshan Li Trethewie ER.Chemical imitation of nerve root in disc prolapse[J].Lancet, 1973,2:320.

[3]Marshall LL, Trethewie ER, Curtain CC.Chemical radiculitis: a clinical physiogical and immunological study[J].Clin Orthop, 1977,129:61-67.

[4]赵太茂,刘森,宋红星,等.突出椎间盘组织中TNF-α与IL-B的表达及意义[J].中国脊柱脊髓杂志,1999,9(1):17-19.

[5]Takegami K, Thonar EJMA, An HS, et al.Osteogenic protein-1 enhances matrix replenishment by intervertebral disc cells previously exposed to interleukin-1[J].Spine (Phila Pa 1976), 2002 ,27(12):1318-1325

[6]刘潮坚,蔡拉加,石昭宏,等.腰椎间盘突出物中TNF-α、IL-1、IL-6的表达与神经根性疼痛的相关性研究[J].临床医学工程,2011,18(7):987-988,991.

（何　生　丁慧灵　郭彩蓉　江　阳　薛延彬　郑玉兰）

章氏伤科手法闭合复位交锁髓内钉内固定治疗胫骨中下1/3段螺旋形骨折合并后踝骨折

[摘要]

目的： 评估闭合复位交锁髓内钉内固定治疗胫骨中下1/3段螺旋形骨折合并后踝骨折的疗效。**方法：** 采用章氏伤科手法闭合复位胫骨中下1/3段骨折，点式复位钳夹经皮固定维持，应用交锁髓内钉内固定，治疗胫骨中下段骨折合并后踝骨折、腓骨中上段骨折10例，其中后踝骨折用空心钉或普通螺钉固定。**结果：** 骨折均获得解剖复位，随访患者均获得骨性愈合，内固定取出时间为1.5年。根据Johner-Wruhs评分方法，优8例，良2例。无内固定弯曲、断裂、感染、皮肤坏死等并发症发生，无须动力化处理。**结论：** 章氏伤科手法闭合复位胫骨下1/3段骨折合并后踝骨折，点式复位钳钳夹固定，髌下入路髓内钉内固定具有微创、出血少、感染发生率低、骨折愈合率高、关节功能恢复快等优点，可以广泛应用于临床。

[关键词]

章氏伤科；手法闭合复位内固定；胫骨骨折；后踝骨折

胫骨中下1/3段螺旋形骨折经常合并后踝骨折，后者多为隐匿性，易漏诊。Bostman[1]研究报道，胫骨中下1/3段螺旋形骨折占胫骨螺旋形骨折的3.9%。国内学者[2]的报告提示其发生率为12.6%，且胫骨下段骨折端区域常常伴有不同程度的皮下潜行剥脱。后踝骨折移位后，容易导致创伤性关节炎，若对皮肤软组织损伤程度评估失误，一期行切开复位内固定，术中广泛的剥离或牵拉往往造成皮肤软组织的二次损伤，部分病例甚至发生皮肤坏死、骨外露、感染等并发症，容易引发患者不满或医疗纠纷。我科2017年3月—2019年3月收治胫骨下段螺旋形骨折合并后踝骨折10例，均一期采用章氏手法闭合复位胫骨骨折，术中点式复位钳经皮钳夹临时固定维持骨折端，髌下入路交锁髓内钉内固定，同时后踝骨折端用空心钉或螺钉固定，取得了良好的临床效果，现总结诊疗体会如下。

1. 临床资料

1.1 一般资料

本组男 6 例，女 4 例；年龄 28 ～ 48 岁，平均年龄 38 岁；骨折部位为左侧肢体 7 例，右侧 3 例。致伤原因：5 例为下楼梯扭伤，3 例为跑步摔伤，2 例为骑电动车摔伤。

1.2 诊断情况

10 例伤后 1.5 ～ 5.0 小时入院，均拍摄患肢 X 线片、踝关节 CT 片，诊断为胫骨中下 1/3 段骨折伴腓骨骨折，其中 7 例腓骨上段骨折，3 例中下段骨折；6 例 X 线片可见隐匿性骨折线，4 例 X 线片未见后踝骨折，CT 片提示后踝骨折，所有病例均未漏诊。

1.3 治疗方法。

胫腓骨骨折：10 例均采用章氏伤科手法闭合复位，利用点式复位钳经皮钳夹临时固定，髌下入路带锁髓内钉固定术，7 例腓骨上段骨折未予固定，3 例腓骨下段骨折行闭合复位弹性钉内固定。

后踝骨折：7 例骨折块累及大于 25% 关节面，行空心钉或螺钉加压固定；3 例骨块较小无移位者，采用术后功能位石膏托外固定制动 4 周。

所有患者遵循中医骨伤三期用药原则：采用本院章氏协定方加减。

骨折早期以"消"法为主，拟活血化瘀、消肿止痛，方选下肢早期方。方药：泽兰 10g、丹参 15g、赤芍 10g、红花 5g、川牛膝 10g、白芍 10g、白芷 10g、黄柏 10g、炒白术 10g、薏苡仁 15g、广藿香 10g、陈皮 5g、木香 5g、炒山楂 5g、甘草 5g、醋延胡索 10g、三七 6g、合欢皮 10g。

骨折中期以"和"法为主，拟和营生新、接骨续筋，方选下肢中期方。方药：续断 10g、狗脊 15g、党参 15g、白芍 10g、红花 5g、丹参 15g、五加皮 10g、防己 10g、川牛膝 10g、茯苓 15g、薏苡仁 15g、苍术 10g、陈

皮 5g、木香 5g、炒土鳖虫 10g、炒稻芽 10g 炒麦芽 10g、杜仲 10g、太子
参 10g。

骨折后期以"补"法为主，拟补益肝肾、强筋壮骨，方选下肢后期
方，拟补益肝肾、强壮筋骨。方药：盐补骨脂 10g、牛膝 10g、太子参
15g、桑寄生 10g、枸杞子 10g、白术 10g、茯苓 10g、薏苡仁 20g、秦艽
10g、威灵仙 10g、五加皮 10g、山药 10g、陈皮 10g、炒土鳖虫 10g、杜仲
10g。

1.4 治疗结果

本组随访 6～18 个月，平均随访 12 个月，骨折均获得愈合。7 例行
后踝内固定术后 1 周拆除石膏托，指导踝关节屈伸功能锻炼；3 例后踝未
固定者术后 4 周拆除石膏，指导踝关节功能锻炼，并扶拐部分负重行走。
所有病例关节功能恢复良好，未发生创伤性关节炎。

2. 讨论

2.1 受伤机制

从解剖形态上看，胫骨中下 1/3 段是三角形和四边形骨干的移行部，
扭转应力往往集中于此，容易造成螺旋形骨折，但其合并后踝骨折的发生
机制尚存争议。国外学者认为，低能量的扭转力与其发生密切相关[3]。笔
者发现，本组病例中后踝骨折均未与胫骨骨折线相连，造成后踝骨折的原
因可能是运动过程中足部突然固定，胫骨随身体惯性继续向前固定，与距
骨发生剪切、撞击而成，或是由于踝关节的扭转后踝受到下胫腓后韧带牵
拉造成的撕脱骨折。

2.2 避免漏诊

后踝骨折隐匿性强，临床医生往往只注意了胫腓骨的骨折，往往忽
视合并后踝骨折的可能性。此外，X 线片检查存在一定的局限性，甚至
难以发现。因此，需要我们医生提高对胫腓骨骨折合并后踝骨折的认识。
Stuermer[4]等认为，小腿下段骨折如为螺旋形或兼有腓骨上段骨折应高度

警惕合并后踝骨折的可能。本组病例均常规行踝关节CT检查，无一例漏诊。

2.3 治疗原则

胫骨中下1/3段骨折合并后踝骨折，多为不稳定性骨折。采用保守治疗如跟骨牵引、石膏托固定等往往效果不佳。采用外固定支架治疗易发生移位或钉孔的感染。一期钢板内固定，虽然稳定性较好，但由于胫骨周围解剖位置的特殊性，中下1/3段螺旋形骨折因骨折端的旋转、分离移位，往往合并皮肤软组织不同程度的剥脱，钢板内固定术后易发生感染、皮肤坏死甚至钢板外露等并发症。此外，过多的软组织和骨膜的剥离，对骨折端的局部血供破坏大，易影响骨折愈合。

本组病例均一期采用章氏伤科手法如牵引、回旋、推挤等手法轻柔复位骨折端，再利用点式复位钳经皮钳夹临时固定，避免了屈膝位导致的复位丢失，行胫骨髌下入路髓内钉内固定，闭合插钉不会对胫骨骨折周边骨膜及皮肤软组织造成二次损伤，可保护骨折的局部血运，有助于骨折愈合。此外，交锁髓内钉为轴向型弹性内固定，能控制轴向和旋转移位，对关节功能影响小，固定牢靠，具有生物力学优势。本组病例均扩髓，加大髓内钉直径，增加髓内钉与髓腔的接触面积，从而增加了内固定强度并提高了固定的稳定性，扩髓产生的骨泥可促进骨折愈合[5]。对于大于25%关节面的后踝骨折，均先行克氏针临时固定，再行胫骨髓内钉内固定，最后更换为空心螺钉或螺钉固定后踝骨折块；后踝骨块较小无移位者术后行踝关节功能位石膏托外固定制动4周。

总之，采用章氏伤科手法闭合复位髓内钉内固定治疗胫骨中下1/3段螺旋骨折合并后踝骨折，符合微创理念，减少了局部血运的破坏，可促进骨折愈合，使患者能早期行功能锻炼或负重行走，降低并发症的发生风险，且所有病例均为一期急诊手术治疗，缩短了治疗周期，节约了医疗资源，疗效可靠。

参考文献

[1]Bostman O M. Displaced malleolar fractures associated with spiral fractures of tibial shaft[J].Clin Orthop Relat Res,1988(228):202–207.

[2]郁健,王亚梓,陆宸照,等.胫骨干骨折伴同侧后踝骨折的诊断与治疗[J].中华创伤骨科杂志,2009,11(2):136–138.

[3]Boraiah S,Gardner M J,Helfet D L,et al.High Association of posterior malleolus fractures with spiral distal tibial fractures[J].Clin Orthop Relat Res,2008,466(7):1692–1698.

[4]Stuermer E K, Stuermer K M. Tibial shaft fracture and ankle joint injury[J].J Orthop Trauma,2008,22(2):107–112.

[5]朱越,罗从风,周蔚,等.髓内钉治疗胫骨多段骨折[J].中华创伤骨科杂志,2006,8(1):93–94.

（胡亚飞　黄正霜　刘　进　叶　晶）

章氏膝关节炎方治疗肝肾亏虚型膝关节骨性关节炎 32 例

[摘要]

目的： 观察章氏膝关节炎方治疗肝肾亏虚型膝关节骨性关节炎的临床疗效。**方法：** 选择膝关节骨性关节炎患者 64 例，随机分为观察组和对照组，每组各 32 例。观察组运用章氏膝关节炎方治疗，对照组采用盐酸氨基葡萄糖片口服治疗。比较两组治疗后总有效率的差异。**结果：** 观察组治疗总有效率明显优于对照组，差异有统计学意义（ $P < 0.05$ ）。**体会：** 章氏膝关节炎方治疗肝肾亏虚型膝关节骨性关节炎效果显著，值得临床推广应用。

[关键词]

关节炎；膝关节骨性关节炎；退行性骨关节病；章氏膝关节炎方；肝肾亏虚

骨性关节炎又称为增生性、肥大性或退行性关节炎。原发性骨性关节炎一般是关节软骨变性或者关节遭受慢性损伤所致，多发生于中年以后，发病部位多在负重大、活动多的关节，临床上以膝关节骨性关节炎较为多见。膝关节骨性关节炎中医亦称之为"痹证"，是外邪稽留经络导致的以骨关节疼痛、肿胀、重着为主要表现的病症。中老年患者由于肝肾亏虚，病程迁延日久，病情往往虚实夹杂，治疗较为困难。笔者采用章氏膝关节炎方加味治疗肝肾亏虚型膝关节骨性关节炎 32 例，收效良好，现报道如下。

1. 临床资料

1.1 一般资料

选取 2017 年 1 月—2019 年 8 月就诊的肝肾亏虚型膝关节骨性关节炎患者 64 例。随机分为观察组和对照组，两组各 32 例。其中，观察组女 24 例，男 8 例，平均年龄（57.12±2.33）岁；对照组女 25 例，男 7 例，平均年龄（59.28±2.56）岁。两组患者一般资料比较，差异无统计学意义（$P > 0.05$），具有可比性。

1.2 纳入标准

①符合原发性膝关节骨性关节炎诊断标准。②符合肝肾亏虚型膝关节骨性关节炎诊断标准。③符合知情同意原则。

1.3 排除标准

①肿瘤患者。②类风湿性关节炎患者。③强直性脊柱炎患者。④合并骨病者。

1.4 治疗方法

1.4.1 对照组

对照组予以盐酸氨基葡萄糖片每日 3 次，每次 1 片，口服，4 周为一疗程。

1.4.2 观察组

观察组予以章氏膝关节炎方为基础方。方药：木瓜 10g，续断 10g，川牛膝 10g，生白芍 10g，当归 10g，赤芍 10g，党参 10g，延胡索 10g，泽泻 10g，茯苓 20g，薏苡仁 20g，木香 5g，煅牡蛎 20g，炒杜仲 20g，陈皮 5g，甘草 5g，桑寄生 10g，豨莶草 10g，全蝎 3g。根据患者体质加味，每日 1 剂，4 周为一疗程。

1.5 疗效观察

治愈：膝关节疼痛基本消失，能恢复正常生活工作。

好转：膝关节疼痛较前好转，活动功能改善。

未愈：症状无改善。

1.6 统计学处理

数据处理采用SPSS 19.0进行统计分析，计量资料采取 t 检验，完成组间相关临床指标的比较，组间计数资料（%）采取 χ^2 检验，设 $P < 0.05$ 时为组间比较差异有统计学意义。

2. 结果

两组治疗效果比较，差异有统计学意义，见表1。

表 1　两组治疗效果比较

组别	例数	治愈	好转	无效	总有效率
观察组	32	13	16	3	90.6%
对照组	32	8	12	12	62.5%

3. 体会

膝关节骨性关节炎发病缓慢，早期可表现为关节疼痛和发僵，开始活动后较明显，活动后减轻，活动多时又加重，休息后症状缓解。晚期可表现为持续性疼痛，并可出现活动受限、关节积液、畸形和关节内游离体，但关节强直较少见。中医称之为"痹证"，是由于人体正气不足，卫外不固，感受风、寒、湿、热等外邪，致使经络痹阻、气血运行不畅，引起肌肉、筋骨、关节发生疼痛、酸楚、麻木、重着、灼热、屈伸不利，甚至关节肿大变性。痹证迁延日久，肝肾亏虚，气血俱虚，湿邪凝滞，痹阻经络，停滞关节，肢节失于气血温煦濡养，而出现关节肿大、僵硬、变形、屈伸不利；因关节僵硬、变形，故见关节不得伸。痹证日久本虚标实，虚实错杂，本虚以肝肾亏虚，气血俱虚为著，标实以寒湿凝滞，经络阻闭为要，故治法应补益肝肾，祛风除湿，搜风通络。

章氏膝关节炎方中以杜仲、牛膝、桑寄生、续断补益肝肾，当归、白芍、赤芍养血合营，党参、甘草益气，茯苓、泽泻、薏苡仁利水渗湿，木瓜、豨莶草、全蝎祛风湿通经络，延胡索、木香、陈皮理气活血止痛，全方以扶正祛邪为重，兼以祛风除湿通络，使正旺而邪自除。诸药合用，标本兼治，治疗膝关节骨性关节炎颇有效。

（袁琴优　金海兵　王锐利　顾仁鹏）

章氏改良型支具夹板治疗踝关节外翻型骨折 68 例

[摘要]

目的: 探讨章氏改良型支具夹板治疗踝关节外翻型骨折的临床疗效。**方法:** 2019 年 1 月—2020 年 10 月,采用中医正骨手法复位章氏改良型支具治疗踝关节外翻型骨折 68 例,其中男 45 例,女 23 例,年龄 14 ~ 80 岁,中位年龄 50 岁。左踝关节外翻型骨折 29 例,右踝关节外翻型骨折 39 例。受伤后予以手法复位章氏改良型支具治疗,随访并观察骨折愈合、并发症及踝部运动功能恢复情况。**结果:** 所有患者均获得随访,随访时长 3 个月至 1 年,中位数为 8 个月。骨折均愈合,愈合时间 4 ~ 6 周,中位数 5 周。所有患者均无并发症发生。骨折后 3 个月,参照《常见疾病的诊断与疗效判定标准》III 评定疗效:优 50 例,良 18 例,差 0 例。**结论:** 采用中医正骨手法复位章氏改良型支具治疗踝关节外翻型骨折,创伤小,骨折愈合率高,有利于患者踝部运动功能的恢复,并发症少,值得临床推广应用。

[关键词]

中医正骨手法复位;章氏改良型支具治疗;踝关节外翻型骨折

踝关节是人体负重最大的关节,踝关节的稳定性与灵活性十分重要。若治疗不当将直接影响患者的日常生活。2019 年 1 月—2020 年 10 月,采用中医正骨手法复位章氏改良型支具治疗踝关节外翻型骨折 68 例,疗效满意,现报告如下。

1. 临床资料

本组 68 例为 2019 年 1 月—2020 年 10 月期间在浙江台州市温岭市台

州骨伤医院门诊及正骨科病房住院治疗的新鲜闭合性外踝骨折患者，其中男 45 例，女 23 例。年龄 14～80 岁，中位年龄 50 岁。左踝关节外翻型骨折 29 例，右踝关节外翻型骨折 39 例。受伤原因：上下台阶扭伤 46 例，高处坠落扭伤 13 例，行走时扭伤 9 例。受伤至接受中医正骨复位章氏改良型支具治疗的观察时间为 1～14 天，中位时间为 7 天。

2. 方法

2.1 手法复位及固定

采用传统中医正骨手法行骨折闭合复位，部分疼痛耐受较差的患者可在麻醉下复位。

复位方法：在与受伤机理相反的方向，运用端、提、挤、按等传统中医正骨手法进行闭合手法复位。

固定方法：维持伤踝于内翻（外翻致伤）背伸 90° 位，予以章氏改良型支具内翻位（运用支具内衬薄棉花防滑制成夹板，夹板上至小腿上 1/3，沿小腿下行至足尖塑形），固定支具时注意保护腓总神经以及骨凸部位的防压疮保护，支具固定过程中注意足弓的塑形。

2.2 复位后处理

复位后复查 X 线片，达到骨折对位对线满意后，指导患者早期进行功能锻炼，如抬腿练习、屈伸膝关节、足趾屈伸活动、肌肉收缩等，以预防骨折临近关节僵硬及下肢静脉血栓形成。如骨折复位不满意，则重新复位或采用手术治疗。章氏改良型支具固定期间应当定期调整支具的松紧度，3 周后可改用超踝关节小夹板固定，以达到踝关节早期康复锻炼的目的，小夹板固定 1～2 周直至临床愈合。

期间按骨折三期治疗：早期采用中药活血化瘀、消肿止痛；中期调和营卫、接骨续筋；后期补益肝肾、接骨续筋。

3. 结果

3.1 疗效评价标准

疗效评价标准参考《常见疾病的诊断与疗效判定标准》[1,2]。

优：骨折近解剖复位，X线片显示踝关节结构正常。踝关节活动正常，日常生活及工作无异常不适。

良：骨折达解剖复位，X线片显示踝穴内侧间隙相差小于2ram（双侧对比），踝关节结构接近正常。日常生活及工作无明显影响。

差：X线片显示骨折对位对线较差，关节面不平整，踝关节结构未能正常，踝穴内侧间隙相差大于2ram（双侧对比）。日常活动受影响。

3.2 疗效评价结果

68例均获随访，随访时间为3个月～1年，中位随访时间为8个月。骨折均愈合，愈合时间为4～6周，中位时间为5周。均无并发症发生。骨折后3个月，参照《常见疾病的诊断与疗效判定标准》，评定疗效优50例，良18例，差0例。

4. 对比

单纯小腿U形石膏或踝关节小夹板等固定方法不能完全有效地控制踝关节的内外翻活动，治疗效果常不满意，较容易发生复位后骨折再移位或骨不连、骨折畸形愈合和创伤性关节炎等并发症[3]。章氏改良型支具将内外侧夹板加以改良，运用支具内衬薄棉花防滑制成夹板，夹板上至小腿上1/3，沿小腿下行至足尖塑形，改善了外固定舒适度以及外固定力量，患者可早期活动，可达到更加优异的治疗效果。

5. 讨论

踝部活动跟人们日常互动息息相关，踝部骨折多发生于年轻人。高处坠落和车祸是踝部骨折的常见原因，是踝部严重的高能量创伤。外踝骨折常伴有踝关节内外侧副韧带的撕裂，既往对外踝骨折的治疗不够重视，主要是对维持踝关节稳定和功能的重要性认识不足，外踝的短缩和旋转使距

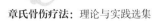

骨向外倾斜移位，单纯小腿前后托石膏或单纯小腿U形石膏固定不稳定，治疗效果常不满意，较容易发生复位后骨折再移位或骨不连、骨折畸形愈合和异位骨折等并发症。我院对外踝骨折整复后骨折对位对线满意者即行固定，选择章氏改良型支具固定，取得较满意效果。章氏改良型支具固定在外踝骨折的治疗中能有效将踝关节固定于内翻位，并使踝关节维持于复位后的背伸位，有利于保护骨折的良好对位。采用中医正骨手法复位后章氏改良型支具固定治疗外踝骨折，创伤小，骨折愈合率高，有利于患者踝部运动功能的恢复，并发症少，值得临床推广应用。

[参考文献]

[1]吴少祯,昊敏.常见疾病的诊断与疗效判定（标准）[M].北京:中国中医药出版社,1999.

[2]胥少汀,葛宝丰,徐印坎.实用骨科学[M].北京:人民卫生出版社,1999.

[3]金海斌,郭定聪,林立国.U形石膏加后托治疗三踝骨折伴关节脱位[J].浙江临床医学,2001,3(4):287.

（王锐利　金海兵　金　玲　华金铉）

章氏上肢功能锻炼加云手的初步疗效

[摘要]

目的: 探讨章氏上肢功能锻炼加云手对前臂骨折的康复疗效。**方法:** 选取 2019 年 1 月—2019 年 12 月我院 60 例接受前臂骨折手法整复+夹板外固定的住院患者,依据患者自愿原则分为实验组 30 例,对照组 30 例。对照组运用基础功能锻炼法锻炼,实验组运用章氏上肢功能锻炼法加云手锻炼,治疗 12 周。根据 Gartland-Werley 标准、Mayo 标准及 Neer 标准对腕关节、肘关节及肩关节功能进行评分。**结果:** 试验组腕关节活动功能较对照组明显改善(优良率分别为 93.3%、76.7%)。**结论:** 章氏上肢功能锻炼法加云手岁前臂骨折患者腕关节的康复效果较为明显。

[关键词]

云手;章氏上肢功能锻炼法;康复疗效

笔者将章氏上肢功能锻炼法加云手运用在前臂骨折的康复中,疗效较好,现通报如下。

1. 临床资料

选取 2019 年 1 月—2019 年 12 月我院 60 例接受前臂骨折手法整复+夹板外固定的住院患者,依据患者自愿原则分为实验组 30 例,对照组 30 例。实验组中男 10 例,女 20 例;平均年龄(55.5 ± 9.5)岁。对照组中男 10 例,女 20 例;平均年龄(56.5 ± 10.5)岁。两组患者一般资料比较,差异无统计学意义($P > 0.05$),具有可比性。

2. 治疗方法

两组患者住院期间均要求生活起居规律,避免食用油腻、辛辣刺激的食物；清淡饮食，加强营养，保持心情舒畅。积极参加康复锻炼。练功活动要循序渐进，随着骨折部稳定程度的增长，活动范围应由小渐大，次数由少到多。但不能让患者感到疲劳，骨折部不能发生疼痛。全组 60 例桡骨远端伸直型骨折患者均行骨折手法整复 + 夹板掌屈尺偏位外固定，骨折端位置良好，用三角巾悬挂胸前，休息时抬高患肢，固定后应密切观察患肢肿胀、颜色、温度和感觉的变化；骨折并发局部软组织损伤，导致局部肿胀、疼痛，手法整复后应立即指导患者进行功能锻炼；及时调整扎带的松紧度，以保持扎带上下移动 1cm 为宜；警惕骨筋膜隔室综合征及神经损伤。

2.1 对照组

对照组采用基础功能锻炼法：前臂旋转将上臂贴于胸侧、屈肘 90°，手握棒，使前臂做旋前旋后动作，反复多次。抓空握拳将五指用力张开，在用力抓紧握拳，反复多次。背伸掌屈用力做腕背伸、掌屈活动，反复多次。手滚圆球手握两个圆球，手指活动，使圆球滚动或变换两球位置，反复多次[1]。

疗程：第 1 ～ 2 周，可做轻微的握拳及手指屈伸活动，上臂可做肌肉收缩活动，而腕肘关节暂不活动；第 3 ～ 5 周，可进行腕肘关节屈伸活动。第 6 ～ 12 周，可扩大骨折部邻近关节的活动范围，做多关节协同活动锻炼[2]。

2.2 实验组

试验组采用章氏上肢功能锻炼法加云手的康复方式。

2.2.1 早期康复锻炼

骨折后 1 ～ 2 周，其特点是局部疼痛，肢体肿胀明显，骨折端未稳定，并发的软组织损伤需要修复。练功的主要目的是促使肿胀消退，防止肌肉萎缩，预防关节粘连[2]。

练功的方式：①手法整复后即让患者行握拳活动。握拳时，伸展 5 指，必须尽量握紧及伸直。握紧及伸直各坚持 3 ～ 5 秒，每天坚持握拳 500 ～ 1000 次。手法整复后即让患者行耸肩活动。耸肩时可双肩一起上耸或单肩上耸,每天坚持耸肩 200 ～ 500 次,每次坚持 3 ～ 5 秒。②小云手,患者患侧下肢向前跨出半步,患手紧握拳,前臂中立位,健手托患腕,送患肢斜向健侧的前外方伸出。此时,患侧膝伸直,健侧膝屈曲,然后前臂由健侧转向患侧,患侧膝由伸变屈,健侧膝由屈变伸,两臂由伸变屈,回至胸前。如此反复进行练习,逐渐增大肩、肘关节活动范围,每天坚持云手 200 ～ 500 次。

2.2.2　中期康复锻炼

骨折后 3 ～ 6 周的特点是局部疼痛消失,肿胀消退,一般性的软组织损伤已修复,骨折端亦初步稳定,内外骨痂已开始形成[2]。

练功的方式:①继续握拳、耸肩及腕关节轻度屈伸练习,并行及肘关节屈伸活动,肩关节旋转活动,每天坚持屈伸、旋转 200 ～ 500 次,每次坚持 3 ～ 5 秒。②大云手,下肢横跨同肩宽,患手紧握拳头,以健侧带动患侧,两手交替做云手动作,一直练习致骨折临床愈合,每天坚持云手 200 ～ 500 次。愈合前的康复锻炼过程中禁止前臂旋转、上举、下垂活动,以防止骨折部再次错位,从而影响疗效。

2.2.3　后期康复锻炼

骨折后 6 ～ 12 周,骨折已达临床愈合标准,骨折局部无压痛,无纵向叩击痛,无异常活动,X 线片显示骨折线模糊,有连续性骨痂通过骨折线,外固定可解除[2]。

练功方式:①继续进行握拳、耸肩、肘关节屈伸活动;并行前臂旋转活动,如腕关节旋前、旋后活动,肘关节旋转活动,肩关节旋转、前屈、后伸及外展活动等。每天坚持旋转、屈伸 200 ～ 500 次,每次坚持 3 ～ 5 秒。②去除夹板后,做反转手练习,以恢复前臂旋转活动。下肢前弓后蹬,手指伸开,肘关节屈曲,前臂旋转位,由腋向后伸出,而后外展内旋,由背后收回至腋下。在此活动中,前臂由旋后经旋前又回到旋后位。上下肢配合动作,上左腿,出右手,收左手,上右腿,出左手,收右手。如此反复运动,以健侧带动患侧肩、肘、手腕及前臂的旋转活动,全身都可以得到全面锻炼，每天坚持 200～500 次。

3. 治疗效果

3.1 疗效评定标准

总体疗效指标：①采用Gartland-Werley标准进行腕关节功能评分。优：0～2分；良：3～8分；中：9～20分；差：21分以上。②采用 Mayo 标准进行肘关节功能评分。优：≥90 分；良：75～89 分；中：60～74 分；差：<60 分。③采用 Neer 标准进行肩关节功能评分。优：≥90 分；良：80～89 分；中：71～79 分；差：<70 分。

3.2 疗效评定结果

经治疗后按上述疗效标准评定结果见表 1—3。两组患者优良率比较，观察组腕关节活动功能较对照组明显改善。

表 1　两组腕关节活动疗效对比分析

组别	例数	优	良	中	差	优良率
对照组	30	14	9	6	1	76.7%
实验组	30	18	10	1	0	93.3%

表 2　两组肘关节活动疗效对比分析

组别	例数	优	良	中	差	优良率
对照组	30	18	8	3	1	86.7%
实验组	30	23	6	1	0	96.7%

表 3　两组肩关节活动疗效对比分析

组别	例数	优	良	中	差	优良率
对照组	30	24	5	1	0	96.7%
实验组	30	27	3	0	0	100%

4. 体会

章氏上肢功能锻炼法加云手康复锻炼对提高前臂骨折治疗效果、减少后遗症有着重要的意义。基础功能锻炼法显示，前臂骨折后 1～2 周，可做轻微的握拳及手指屈伸活动，上臂可做肌肉舒缩活动，而腕、肘关节暂不活动；骨折后 3 ～ 5 周，可进行腕关、肘关节屈伸活动[3]。而章氏上肢功能锻炼法加云手的锻炼方法中，前臂骨折后 1 ～ 2 周，复位患者即可行腕关节、肘关节及肩关节活动，禁止前臂做旋转活动；骨折后 3 ～ 6 周，可行腕关节、肘关节及肩关节加强锻炼，禁止前臂旋转锻炼。基础功能锻炼法是局部的运动，章氏上肢功能锻炼法加云手则注重局部及全身的运动。由于损伤后瘀血凝滞，络道不通而导致疼痛肿胀。章氏上肢功能锻炼法加云手通过早期全身性运动可以加速血液循环，达到通则不痛，消肿定痛的目的。同时，血液运行加快有利于续骨，使骨折端快速地生长愈合，提早达到临床愈合；还可使骨折的轻度残余移位逐渐得到矫正，使骨折愈合与功能恢复同时并进，缩短疗程；外固定时间缩短，腕关节、肘关节及肩关节可更早地开始大范围活动，从而减轻或防止筋肉萎缩，避免关节粘连[4]，进而能有效提高患者关节功能，故临床疗效较好。

本文研究提示，章氏上肢功能锻炼法加云手能促进前臂骨折腕关节患者功能恢复，尤其是腕关节活动，且疗效较好。

参考文献

[1]樊粤光.中医骨伤科学[M].北京:人民卫生出版社,2012.

[2]孙树椿.中医骨伤学高级教程[M].北京:中华医学电子音像出版社,2016.

[3]黄桂成.中医正骨学[M].北京:人民卫生出版社,2012.

[4]丁继华.中医骨伤科基础[M].北京:人民卫生出版社,1990.

（顾仁鹏　金海兵　周子延　胡忠军）

章氏套管针穴位埋线联合小针刀
治疗腰椎间盘突出

腰椎间盘突出症是外科常见疾病，在临床治疗中，手术疗法虽然疗效肯定，但由于担心手术后形成的创伤、出血以及其他可能出现的并发症，许多患者望而却步，耽误了治疗疾病的最佳时机。2011 年 6 月—2021 年 6 月，我们采用由我院院长章友棣先生引进创造改良的章氏套管针联合小针刀埋线治疗腰椎间盘突出症 98 例，取得了良好的疗效，现总结如下。

1. 资料与方法

1.1　一般资料

全部 148 例均为我院疼痛科、筋伤科、名医门诊收治的腰椎间盘突出患者，随机分为两组。治疗组 98 例，男 60 例，女 38 例；年龄 25～60 岁，平均（38.3±9.3）岁；病程 3～6 个月。对照组 50 例，男 32 例，女 18 例；年龄 25～60 岁，平均（35.5±6.9）岁；病程 3～6 个月。两组一般资料比较，差异无统计学意义（$P > 0.05$），具有可比性。

1.2　诊断标准

参照国家中医药管理局 1994 年颁布的《中医病证诊断疗效标准》中腰椎间盘突出症的诊断标准[1]。

1.3　治疗方法

1.3.1　对照组

对照组予以西医治疗配合腰椎牵引治疗。采用 20% 甘露醇注射液（河北天成药业股份有限公司，国药准字 H13021754）250mL，每日 1 次静脉滴注；注射用维生素 B_{12}（武汉长联来福生化药业有限责任公司，国药准字 H42020988）100U、三磷酸腺苷二钠注射液（江苏神龙药业有限公司，国药准字 H32024941）40mg，加入 10% 葡萄糖注射液 500mL 静脉滴注，每日同时配合腰椎牵引治疗 1 次。连续治疗 7 天后休息 10 天，再按原方案治疗 7 天。

1.3.2 治疗组

治疗组予以小针刀加穴位埋线疗法治疗。患者俯卧位，依据 X 线片、CT 和（或）MRT 影像检查结果并结合临床体征，在病变部位通过触压寻找压痛点或结节等阳性反应点，用龙胆紫做标记作为实施针刀治疗时的切入点；以病灶部位棘突间隙为中心，左右旁开 2.0 ～ 3.5cm，垂直上移 1.0 ～ 2.0cm（根据患者的体型大小、高矮胖瘦来决定距离），用龙胆紫做标记作为埋线切入点。如患者表现为腰痛并向大腿后侧和小腿放射，伴下肢麻木，可加用双侧秩边、环跳、足三里、阳陵泉及阴陵泉等穴位。

操作：局部以碘酊、酒精消毒，术者戴一次性帽子、口罩及无菌手套，选用 4 号或 3 号小针刀，从标记处按小针刀疗法的 4 步进针法（定点，定向，加压分离，刺入）进针，使刀口避开重要的神经、血管，刀面与肌纤维方向平行，针刀垂直于皮肤进针。用针刀松解棘上、棘间韧带和相应的肌肉、韧带筋膜。先纵行切开或剥离，再行剥离，如有结节则切开剥离，出针后压迫针孔片刻，以避免针孔出血。休息 5 分钟，观察患者无反应后，以 0.5% 盐酸利多卡因在埋线标记处行局部浸润麻醉，将长约 3cm 无菌 2 号铬制肠线 [上海浦东金环医疗用品有限公司，产品标准号 YY 1116—2002，国食药监械（准）字 2006 第 3650668 号] 若干，分别装入特制的无菌 12 号腰穿针中。从选定的标记处依次垂直进针，依体形肥胖高低，进针深度为 5.5 ～ 6.0cm，要求必须将肠线准确植入椎间孔前，后壁的软组织中，下方不得超过椎体 1cm，上方不得超过横突上缘表面。穴位埋线时寻找强烈针感向下肢或小腿放射为佳。要求进针准确迅速，退针缓慢，边退针边用 12 号腰穿针针芯内推将肠线植入，用酒精棉球压迫片刻，并用创可贴固定。术毕，患者卧床休息 10 分钟，观察变化，避免意外发生。环跳穴可埋入肠线 5 ～ 8cm，同时进针应避开重要神经及血管。每 3 ～ 4 周治疗 1 次，连续治疗 3 次。

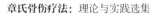

1.4 疗效标准

治愈：腰腿痛消失，直腿抬高70°以上，能恢复原工作。

好转：腰腿痛减轻，腰部活动改变。

未愈：症状体征无改变。总有效=治愈+好转。

1.5 统计学方法

采用SPSS 11.0统计软件进行统计学分析，计数资料的比较采用 χ 检验。

2. 结果

两组疗效比较见表1。由表1可见，治疗组总有效率与对照组比较差异有统计学意义（$P < 0.05$），治疗组疗效优于对照组。

表1 两组疗效比较例

组别	样本量	治愈	好转	未愈	总有效率（%）
治疗组	98	65	30	3	96.3
对照组	50	15	28	7	79.3

注：与对照组比较，$\star P < 0.05$

3. 讨论

腰肌劳损属中医学"腰痛"范畴。中医认为痛就是闭、气血阻滞、不通则痛。《内经》中对此病早有记载，认为气血、经络、脏腑功能的失调与腰痛的发生密切相关。如《外科证治全书》云："腰痛皆由气血瘀滞不通所致。"《灵枢·本藏》谓"经脉者，所以行气血而营阴阳，濡筋骨，利关节者也。"

腰椎间盘突出症主要临床表现为腰腿痛，腿痛重于腰痛，腿痛呈典型的坐骨神经分布[2]。引起腰痛的主要病理改变为：①腰椎上下关节突和关节囊组成的后关节——滑膜关节退变，出现假性滑脱引起腰椎不稳；②滑膜发生无菌性炎症，导致充血、水肿、增厚而影响滑膜血运；③关节囊松弛变薄，构成腰椎不稳定因素[3]。腰椎牵引治疗是在外力作用下，被动恢复腰椎正常生理曲度及椎间隙，同时运用西药抑制神经根的炎症反应，减轻水肿，改善微循环，解除神经根的压迫症状，以恢复腰椎的稳定性，改善症状。但其作用时间短暂，疗效不易持久。

我们运用章氏套管针穴位埋线是根据中医经络理论从针灸疗法发展而来的一种独特的针灸疗法，是将特定的异物埋线于人体穴位内，对病程较长、治疗比较棘手的疾病，能起到穴位封闭、放血疗法、埋线后的长效针法的作用。加之穴位埋线利用羊肠线在穴位内分解、液化、吸收的过程中对穴位产生刺激，能起到更为强烈、持久的"长效针感"，大大延长了其对经穴的有效刺激时间，增强了刺激效果。腰为肾之府，本疗法所选主穴肾俞能益气壮阳、壮腰益肾；关元善培补元气、温里止痛；大肠俞、关元俞、小肠俞、膀胱俞均为足太阳膀胱经穴位，相互配合可疏通局部经脉、络脉及经筋之气血，起调和气血、疏通经络、活血化瘀、通络止痛之功效，达到"通则不痛"之效果。阿是穴具有疏通局部气血，缓解疼痛之功效。小针刀能直接松解病灶两侧软组织、肌纤维、肌筋膜及关节囊等的粘连、挛缩，解除周围神经束及血管的卡压，彻底改善病灶椎体两侧组织的微循环，改善代谢，避免炎性刺激物的渗出，解痉止痛，解除肌痉挛，恢复腰椎正常生理曲度，重建周围组织的正常结构。同时小针刀还具有针刺作用，可激发体内产生镇痛物质如类啡肽等，起到止痛作用[4]，所以作用更直接，疗效更持久。

腰椎间盘突出症引起的腿痛是髓核的胶原纤维、软骨终板和破裂的纤维环压迫神经根，使神经充血、水肿和炎性反应，出现神经症状[3]。穴位埋置羊肠线通过异体蛋白刺激，可使周围组织血循环增加，吞噬细胞活性增强[5]。在病灶两侧植入后，可近距离发挥作用，逐渐消除神经根的水肿，解除神经根的卡压，消除症状。同时埋置羊肠线如同穴位埋线，可持续刺激穴位及经络，起到活血化瘀、通经活络的作用。羊肠线作为一种异体蛋白埋入人体穴位后，需经一段时间方可被吸收，故可在一定时期内持久地发挥作用。除对穴位持续刺激，具有针刺作用外，其还能使全身产生一种复杂的生化反应，调整机体的抗病能力，更好地对体内环境进行调解，达到体内环境的相对平衡，避免病情反复，促进病灶周围新生毛细血管的再生、瘢痕机化，改善毛细血管通透性，避免各种炎性刺激物及毒素的产生，加快正常组织的恢复[6]，恢复腰椎的正常稳定性，从根本上解除坐骨神经受压所导致的一系列症状。

本研究结果显示，采用章氏套管针埋线联合小针刀治疗腰椎间盘突出症疗效明显优于西医配合腰椎牵引治疗，从长远疗效观察，本方法具有创伤小、安全可靠、康复周期短、复发率低及治疗费用低廉等优点，值得临床推广。

参考文献

[1]国家中医药管理局.中医病证诊断疗效标准[M].南京:南京大学出版社,1994.

[2]孙治东,王娟娟.穴位埋线治疗腰椎间盘突出症疗效观察[J].上海针灸杂志,2009,28(11):652-645.

[3]刘婧.穴位埋线治疗腰椎间盘突出症疗效观察[J].上海针灸杂志,2011,30(1):22-23.

[4]朱汉章.小针刀疗法[M].北京:中国中医药出版社,2005.

[5]朱同奎,李彦州.穴位埋线治疗面神经麻痹128例[J].中外医学研究,2009,7(7):91.

[6]社马玉泉.中华埋线疗法指南[M].北京:中国医药科技出版,1994:6.

（胡玉祥　章峰火　覃　伟　周子延　赵汉乐）

章友棣治疗痛风经验述要

痛风是指机体内嘌呤代谢紊乱和（或）尿酸排泄减少所引起的一种疾病。其临床特点为高尿酸血症、反复发作的关节炎、尿酸钠盐形成痛风石沉积以及痛风石性慢性关节炎，若未经适当治疗，最终可发展为痛风性肾病[1]。章友棣老师是章氏伤科第六代传人，是国家非物质文化遗产继承人，对痛风有独特的治疗经验，且疗效显著。章师认为，痛风属中医学"痹病"范畴，湿浊热毒内蕴、瘀阻经络是痛风的主要病理基础，湿浊郁久蕴热化毒，流注关节、阻滞筋脉骨节是急性痛风性关节炎的发病原因，亦是痛风石性慢性关节炎反复发作的根源。因此，痛风的治疗主张病证结合，分期制宜。笔者有幸随师侍诊，获益匪浅，现将章友棣辨证治疗痛风的经验介绍如下。

1. 病因病机

痛风属中医学"痹病"范畴，"痹"是闭阻不通的意思[2]。本病的发病与"湿浊热毒"之邪闭阻筋脉骨节有关。素体肥胖或喜食海鲜、内脏、豆类食品及辛辣、油腻、煎炸食物，嗜烟酒之人易导致"湿浊"蕴伏体内或留着于经脉之中，日久不祛易蕴热化毒。复因饮酒、进食辛辣肥甘厚味等助湿生热，加之夜间阳气潜藏，气血流通缓慢，湿浊热毒之邪便会聚于筋脉关节，痹阻经络，常于夜间突然出现关节局部红、肿、热、痛，而导致痛风发作。章友棣老师认为浙东南地区湿气重，海边居民又喜食海鲜及啤酒，二者胶着致病，湿浊厚腻，热毒内蕴是痛风发生的主要病理基础，湿浊郁久蕴热化毒，流注关节，久病致淤，阻滞筋脉骨节，既是急性痛性关节炎发生的病因病机，亦是痛风石性慢性关节炎反复发作的根源。另外，患者先天不足，后天失养，渐至肝肾亏虚，也是痛风发作重要病因。所以，对本病的治疗应在注重清热、利湿、解毒的同时，佐以活血、化瘀、通络，益肾健脾，往往能取得良好的疗效。

2. 辨证施治，分期制宜

章友棣老师将患者资料经辨证分析后，依照《中医病证诊断疗效标准》[3]将痛风分为4个证型。①湿热蕴结：下肢各关节猝然红肿热痛、拒按、触之局部灼热，得凉则舒。伴发热口渴，心烦不安，溲黄。舌红，苔黄腻，脉滑数。②瘀热阻滞：关节红肿刺痛，局部肿胀变形，屈伸不利，肌肤色紫暗，按之稍硬，病灶周围或有块瘰硬结，肌肤干燥，皮色暗黧。舌质紫黯或有瘀斑，苔薄黄，脉细涩或沉弦。③痰浊阻滞：关节肿胀，甚则关节周围漫肿，局部酸麻疼痛，或见"块瘰"硬结不红，伴有目眩，面浮足肿，胸痞满闷。舌胖质黯，苔白腻，脉缓或弦滑。④肝肾阴虚：病久屡发，关节痛如被杖，局部关节变形，昼轻夜重，肌肤麻木不仁，步履艰难，筋脉拘急，屈伸不利，头晕耳鸣，颧红口干。舌红少苔，脉弦细或细数。经过长期的临床实践观察，章友棣老师一般把痛风分为4期：痛风急性发作期，痛风间歇期，痛风反复发作期，痛风性肾病期。并根据各期不同的病理特点，总结出治疗痛风的系列方药。

2.1 痛风急性发作期

多由于日间饮酒或高嘌呤饮食，加之徒步行走或运动时间过长，夜间突然发生关节剧烈疼痛，以第一跖趾关节、足趾关节受累较多，其他依次是足背、踝、足跟、腕、手指等关节。症见局部红肿热痛，肤色暗红，有烧灼感，压痛明显，关节活动受限，站立或行走疼痛加剧，可伴有发热、口苦、口渴、小便黄赤、舌红、苔黄或黄腻，脉滑或数。治疗从清热利湿解毒、化瘀降浊、消肿止痛立法。予痛风1号方：苍术12g、黄柏12g、川牛膝15g、薏苡仁30g、葛根20g、决明子15g、茯苓10g、络石藤10g、淡竹叶10g、金银花10g、荷叶10g、车前草10g、合欢皮10g、赤芍10g、大黄10g、炙甘草5g等。

2.2 痛风间歇期

痛风急性发作期自行缓解或经治疗恢复后，仅表现为血尿酸升高，无关节肿胀疼痛，关节周围及耳廓无痛风石沉积，无肾结石等。患者多无明显不适，舌红、苔薄黄或薄黄腻，脉滑细或濡细。治疗宜从健脾利湿、升清降浊立法。予痛风2号方：土茯苓30g、云苓30g、白术15g、络石藤10g、薏苡仁30g、葛根30g、泽泻15g、徐长卿12g、百合20g、威灵仙20g等。

2.3 痛风反复发作期

一般由急性期发展变化而来。随着尿酸钠盐在关节内沉积逐渐增多，发作逐渐频繁，每次发作所波及的关节也逐渐增多，缓解期缩短。临床表现为关节疼痛剧烈，持续时间较长，但局部红肿灼热感不甚明显，关节出现畸形，屈伸活动受限，耳廓、跖趾、指间、掌指关节等处可见痛风石，部分患者的痛风结节溃破后可见豆腐渣状白色尿酸盐结晶流出，多伴有口苦或口中黏腻不爽，胸闷、脘痞不适，纳食不香，或腰痛、尿血，小便黄或混浊，大便黏滞不爽，舌暗红、苔薄黄或薄黄腻，脉滑细或濡细。治疗从健脾利湿泄浊、祛瘀散结、通络止痛立法。予痛风3号方：桃仁10g、红花6g、当归10g、川芎10g、海风藤10g、赤芍10g、生地黄10g、制乳香5g、醋没药5g、防风5g、白芷10g、甘草5g、茯苓5g、车前草10g、泽泻10g、萆薢15g、黄柏10g、川牛膝15g、苍术10g等。

2.4 痛风性肾病期

早期多无明显症状；中期可出现腰部酸痛、轻度浮肿、中度血压升高，或出现轻度蛋白尿、镜下血尿等；晚期可表现为肾小球受累，肾小球滤过率下降，肾功能持续恶化，最终发展为慢性肾功能衰竭。临床多表现为腰酸困不适，或下肢浮肿，体倦乏力，恶心、呕吐，纳差，夜尿频等。也有一部分患者尿酸盐沉积于肾脏形成结石，出现腰痛、尿血，舌淡黯。苔薄黄或薄白，脉细弱或沉细弱。治疗宜从益肾健脾泄浊，化湿通络立法。方选四妙散合参芪地黄汤加减：苍术12g、薏苡仁30g、黄柏12g、川牛膝15g、黄芪20g、党参15g、山萸肉12g、生山药20g、茯苓20g、泽泻

15g、威灵仙 20g、土茯苓 15g、红花 6g、当归 10g 等。

3. 体会

3.1 正确运用消补之法

急性期以治标实为主，但仍需适当配补肾健脾之品，尤其是用寒凉药物中病即止，勿伤及脾肾；慢性期以补虚为主，但注意补不忘消，因为"久病入络""久病必瘀"，《类证治裁·痹症》在论述痹症日久不愈时，强调"必有湿痰败血瘀滞经络"[4]。因此，在痛风的慢性期，常需在补肾健脾的同时配合化痰祛瘀血之法。

3.2 用药经验

通利大小便是驱尿浊的有效途径，利小便可选用猪苓、泽泻、车前子、萆薢；通大便可选大黄，其中大黄不但可以荡涤肠胃积滞，使邪从大便出，还能活血化瘀、消肿解毒、通络止痛。促尿酸排泄药物常用的有土茯苓、车前子（草）、泽泻、泽兰等。其中，土茯苓可用至 30g 以上，萆薢可用至 20g。急性关节炎关节红、肿、热、痛，为热毒炽盛，闭阻经络，应加用清热解毒药及凉血药物，可选用白花蛇舌草、半枝莲、蒲公英、牡丹皮、生地黄等，活血通络类药物常用虎杖、桃仁、红花、丹参等[4-6]。章师还善用藤类药物引经达病所，适于伴四肢关节疼痛的痛风。如络石藤，通络祛风，善通络中之滞，对于痛风属肝肾亏虚者最宜；忍冬藤，具清热解毒之功，又专主络中之热毒，为痛风关节炎急性期常用药；海风藤善治游走性疼痛；鸡血藤，舒筋通络、活血补血，适于痛风伴血虚者；关木通、防己等药物，可导致肾功能损伤，应避免使用。

3.3 坚持用药

章师认为，痛风一经确诊，就应该辨证治疗，根据各期分型，在化痰泄浊通络、活血化瘀或补肾健脾强肝基础上，审证权变，加减用药，多可获效。若临证时不知守恒，方药朝夕更改，或调治时辍时续，则往往病情波动，甚至前功尽弃，病反加重。因此，根据辨证施治、坚持用药、耐心调治是非常重要的。为便于服药，也可适当选用中成药。章师常在辨证的基础上，选用知柏地黄丸、四妙丸、正清风痛宁缓释片、大黄苏打片等中成药，并配用苯溴马隆、保泰松、非布司他等西药口服以增加疗效。

3.4 痛风的预防与调护

俗话说："三分治，七分养"[7]。章师认为：治疗痛风的重点是预防痛风的发生、减少痛风的复发。具体做法可归纳为"管住嘴，迈开腿"，忌食动物内脏、骨髓、海鲜、鱼籽、各种酒类等高嘌呤食物。宜食用含量很少或不含嘌呤食物。多饮水促进尿酸排出。加强运动锻炼，促进排汗，促使尿酸盐从汗液中排泄，以达到降尿酸的目的。有家族史的患者应定期复查血尿酸，避免过度劳累、紧张、受冷、受湿、关节损伤等诱发因素。

参考文献

[1]申康.吕兰凯治疗痛风经验[J].中医杂志,2007,48(8):691-692.

[2]唐先平.胡荫奇辨治痛风的经验[J].江苏中医药,2010,42(7):8-9.

[3]任延明,文绍敦,洒玉萍,等.痛风中医证型病因病机调查分析[J].辽宁中医杂志,2007,34(7):872-873.

[4]胡荫奇,唐先平,常志遂,等.风湿病临床常用中药指南[M].北京:科学技术文献出版社,2005.

[5]邱静帆,股颖.车前子的药学研究及其应用[J].浙江中西医结合杂志,2002,12(1):55.

[6]费洪荣,毛幼桦,朱玮,等.粉草薜降尿酸作用研究[J].医药导报,2007,26(11):1270-1272.

[7]林棉,戴卫波,梅全喜.中医药治疗痛风的研究进展[J].新中医,2010,42(7):118-120.

（胡玉祥　赵汉乐　覃　伟　王以钧　周子延）

"捉月归位"章氏正骨手法剖析

　　笔者近年来采取章氏手法整复月骨脱位患者 9 例，取得满意疗效，现将章氏"捉月归位"手法报道如下。

1. 临床资料

　　选取 2018 年 1 月—2019 年 12 月期间就诊的月骨脱位和经月骨周围脱位患者 9 例。这几位患者均因间接暴力致腕部极度背伸或扭曲受伤，为中青年男性，于受伤 24 小时内就诊。体征：腕掌背侧肿胀及弹性固定，腕关节背伸或掌屈受限，手指轻度屈曲，握力下降，并存在不同程度的拇、中、环指感觉障碍。入院 X 线片示：月骨与腕骨关节关系紊乱，月骨向掌侧或背侧脱位。

2. 治疗方法

2.1　手法正骨

　　章氏正骨法"捉月归位"遵循中医正骨手法欲合先离。

　　第一步：拔伸牵引，采取三人复位，一助手牵患肢中指和拇指大鱼际部，另一助手牵患肢腕近端，顺势增大头状骨与桡骨之间的间距，维持牵引 1 分钟。

　　第二步：术者一手拇指捉月骨近心端尾部，余四指提捏腕背侧，使腕关节背伸，另一手拇指食指捉月骨远心端，使离位之月骨回纳头桡关节间隙，同时近心端术者拇指推送月骨，并将腕关节屈曲呈 35°，轻度尺偏位。

　　第三步：理筋手法，顺理头月、桡月、舟月等损伤筋络，再用前后托石膏固定腕关节于掌屈尺偏位。2 周后更换前臂石膏，于伸直位固定 2～3 周后拆除。

2.2　功能锻炼

按照章氏骨折脱位治疗三期锻炼，早期应行握拳、松拳动作，以促进血液循环，肿胀消退，也可预防掌指关节和指间关节僵硬；中期以"运手"为主，预防肩肘关节出现肩手综合征；后期去除外固定，做腕关节屈伸、旋转锻炼，如八段锦、易筋经等，康复锻炼应循序渐进，贵在坚持，持恒有度。

3. 疗效观察

9例患者经骨伤疗效标准"优、良、可、差"四级评定，均达到优良级恢复评定，即这些患者局部无症状或偶有疼痛，无明显畸形，患腕背伸、掌屈及前臂旋转功能不受限，或轻度受限，范围在20°以内，都基本恢复正常工作能力；X线片显示骨质未见吸收破坏现象，腕骨间关节间隙正常存在。所有患者均定期随访，观察疗效，随访时间不少于6个月，未发现月骨坏死。

4. 讨论

月骨脱位是腕骨脱位中最常见的严重损伤，占腕部损伤的10%，一般间接暴力致伤较多见，常伴有严重移位、弹性固定等畸形，月骨在腕部无独立滋养血管，主要血供为月韧带和桡月韧带的营养血管，而其移位使头月韧带及桡月韧带损伤或断裂，极易造成月骨坏死。所以，我们在治疗过程中，于损伤第一时间，作出明确诊断，采用一期一次精准的手法整复，减少二次损伤，减少坏死率。笔者在这几年中运用章氏"捉月归位"手法所得经治心得，发现此方法创伤小，效率高，病程短，费用低，能减轻患者的痛苦，有利于腕关节运动功能的尽早恢复，提高手法治疗的疗效。

参考文献

[1]田伟.实用骨科学[M].北京:人民卫生出版社,2018.

[2]黄桂成.中医正骨学[M].北京:人民卫生出版社,2012.

（王锐利　袁琴优　张巧利　金玲华　黄伊丽）

下篇

实践篇

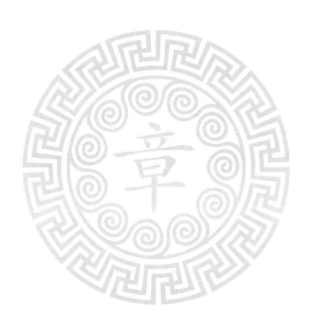

养血活络方对关节镜下肩袖修补术后延迟被动运动早期肩关节僵硬的疗效观察

[摘要]

目的： 探讨养血活络方对关节镜下肩袖修补术后延迟被动运动（delay rang motion，DRM）早期肩关节僵硬的临床疗效。**方法：** 自 2015 年 5 月—2018 年 5 月，收治肩袖损伤患者 320 例，按纳入及排除标准共 96 例纳入研究。采用回顾性病例对照研究方法，试验组 48 例，男 23 例，女 25 例，年龄 40 ～ 65 岁，平均（52.3±7.6）岁，采用肩袖修补术后标准 DRM 康复方案联合养血活络方。同期采用肩袖修补术后标准 DRM 康复方案（对照组）患者 48 例，男 26 例，女 22 例，年龄 41 ～ 63 岁，平均（51.8±8.3）岁。临床疗效评价采取欧洲肩关节协会肩关节评分（Constant-Murley 评分）及患者术后康复训练时肩关节活动度在比在预期活动度更小范围内活动时的疼痛视觉模拟评分（visual analogue scale，VAS）；测量两组患者的肩关节前屈、体侧外旋、内旋活动度，记录两组患者的术后僵硬率及其他术后并发症发生情况。**结果：** 两组患者术前各项指标的差异均无统计学意义。试验组术后 6 周、术后 12 周、术后 24 周的肩关节活动度明显优于对照组（$P < 0.05$），差异有统计学意义；且试验组术后 6 周、术后 12 周的肩关节活动度比在预期更小范围内活动时的 VAS 评分明显低于对照组（$P < 0.05$），差异有统计学意义。术后 12 周、术后 24 周时，试验组的肩关节僵硬率明显低于对照组（$P < 0.05$），差异有统计学意义。术后 6 周、术后 12 周、术后 24 周试验组的 Constant-Murley 评分较对照组有明显改善（$P < 0.05$），差异有统计学意义。试验组与对照组术后 48 周肩关节活动度、僵硬率、Constant-Murley 评分比较差异无统计学意义（$P > 0.05$）。末次随访，试验组有 1 例发生肩袖再撕裂，再撕裂发生率为 2.08%，对照组有 2 例发生肩袖再撕裂，再撕裂发生率为 4.16%，两组再撕裂发生率比较差异无统计学意义（$P > 0.05$）。**结论：** 关节镜下肩袖修补术后 DRM，虽然早期会使肩关节出现僵硬现象，但其平均在术后 1 年后会趋于缓解，并可使肩关节恢复满意的功能活动度，而 DRM 配合早期服用养血活络方则可加快术后肩关节僵硬恢复的过程，改善肩关节活动度，并减少术后锻炼疼痛，更快让患者恢复日常生活、活动。

[关键词]

肩袖损伤；早期被动运动；延迟被动运动；肩关节僵硬

肩袖损伤是运动医学科的常见疾病，其发病率随着人群年龄的增长而增加，40 ～ 60 岁的人群发病率约为 4%，而 60 岁以上的人群则超过 54%，是引起中老年人肩关节疼痛及功能障碍的常见原因之一。肩袖损伤多由肩关节的退行性病变或创伤引起[1]。保守治疗无效者需手术治疗[2]。

肩关节镜有切口小、对三角肌的创伤小、术野广阔清晰、可对盂肱关节进行全面的评估以及方便处理相关并发症、术后疼痛小等优势。因此，关节镜下肩袖修补术当前已逐渐替代切开手术，成为肩袖修补的主要术式[3]。尽管关节镜下肩袖修复术临床效果确切，但仍有报道称术后已修复的肩袖组织结构破坏可达到 16% ～ 94%[4]。

肩袖修补术后进行康复的目的是在保证并恢复盂肱关节正常活动范围的前提下，提供一个利于肌腱愈合的理想的生物内环境，让已修复的肌腱承受最小的张力，是肩袖修补术中至关重要的一环[5]。康复方案制定的关键在于增加关节活动度与避免修复出现的应力过度之间的矛盾[6]，目前术后康复方案大致可分为两类：早期被动运动（early passive motion，EPM）和延迟运动（relay rang motion，DRM）[7]。

EPM[8]，即术后给予肩关节最小限度限制，在术后 1 周内，甚至可在术后 1 天内，逐渐进行肩关节的钟摆运动，被动外旋、前屈等运动。

DRM[9]，即术后肩关节严格制动固定 6 周，肩关节仅进行被动划圈、钟摆训练，以及肘关节、腕关节及手的主动活动锻炼，不允许肩关节的被动运动。

已被证明EPM可改善肩袖修复术后的肩关节活动度，防止肩关节僵硬，使患者更快地恢复正常生活[10]。但Kluczynski等[11]曾报道，EPM会增加肩袖术后肩袖再撕裂的风险，特别是对于肩袖撕裂≤3cm并使用经骨隧道或单排技术修复的患者。近年来，随着术后早期运动引起的肩袖再撕裂率增加，术后选择早期肩关节制动已被越来越多的从事肩关节骨科或运动医学的医疗工作者接受[12]。基础动物医学研究显示，在术后固定肌腱愈合可以促进肌腱愈合，且对长期功能影响很小[13]。一项样本量为330例的Meta分析显示，相较于EPM，DRM在术后12个月可获得更高的ASES评分，但同时增加了肩关节术后僵硬的风险[14]。术后僵硬的问题常常难以治疗，由此产生的疼痛和受限制的肩部运动导致日常生活、工作和运动活动的功能受限[15]。

从中医角度出发，关节镜下肩袖修补术后肩关节僵硬主要是由于肢体损伤后，营血离经，积存体内，停滞成瘀，瘀血不去，阻滞气机，血行不畅，使新血不生，筋脉失去濡养，加之局部正气亏损，气血虚弱，夹杂风寒湿邪等乘虚而入，最终导致筋脉挛紧，肢体屈伸不利，属于"筋结""筋强""筋缩"等病的范畴，辨证论治当以补气养血，舒筋通络，佐以祛风散寒，除湿止痛，使气血运行流畅，营卫调和，腠理固密，外邪不可侵，筋脉得以濡养，故而肢体活动自如。

因此，自2015年5月我们在肩袖修补术后DRM方案中加入传统中医疗法，纳入养血活络方，用于改善ERM方案后肩关节早期僵硬问题。本研究对这组病例资料进行回顾性研究，并纳入同期采用标准DRM方案康复的病例进行对比，以评估养血活络方在肩袖修复术后DRM康复方案中的临床疗效及安全性。

1. 资料与方法

1.1 纳入与排除标准

纳入标准：①确诊为肩袖撕裂患者，术中测量为非巨大型肩袖撕裂；②肩袖撕裂修补术由同一位经验丰富的主刀医生完成；③采用双排缝合桥技术；④采用加入中医汤剂养血活络方的 DRM 康复方案进行肩袖修补术后康复；⑤对照组采用标准的 DRM 康复方案[16]作为肩袖修补术后康复。

排除标准：①术中测量为巨大型及不可修复性肩袖撕裂；②既往患侧曾行肩关节手术者；③合并钙化性肌炎、粘连性关节囊炎、肩袖撕裂骨关节病（Hamada 分型＞4a 度[17]）、盂唇损伤及臂丛神经损伤者；④术前肩关节僵硬[18]（定义为被动上举＜100°或被动外旋角度丢失＞50%）；⑤肩关节肿瘤或肩关节感染性疾病者；⑥术后随访时间不足 1 年者；⑦创伤性因素引起的肩袖撕裂。

根据 Deorio 和 Cofield 等[19]的分类标准，术中用带刻度的探钩从后侧入路探入测量撕裂部肱骨头足印区域前后径大小，将肩袖撕裂分为小型（＜1cm）、中型（1～3cm）、大型（＞3～5cm）、巨大型（＞5cm）。

1.2 一般资料

自 2015 年 5 月至 2018 年 5 月，采用肩关节镜治疗肩袖撕裂患者 320 例，按上述的纳入标准及排除标准，共 96 例纳入本研究。男 57 例，女 39 例；年龄 40～65 岁，平均（55.23±8.70）岁。其中糖尿病 4 例，甲状腺功能障碍 2 例，小型撕裂 23 例（23.95%），中型撕裂 56 例（58.33%），大型撕裂 15 例（15.62%）。所有患者病程 0.25～5 年，平均（1.85±1.62）年。

术前常规行肩关节正侧位及 "Y" 位 X 线片、肩关节 CT、肩关节 MRI、肩袖彩超检查，影像结果均显示肩袖不同程度撕裂。评估肩袖脂肪浸润及肩袖骨关节病程度。

1.3 病例分组

根据术后处理方式的不同分为试验组和标准组，两种术后处理方法的选择标准无差异，均为关节镜肩袖修补术后患者。本研究为回顾性研究，是对过去病例资料的整理和分析，故无需患者知情同意，亦无须伦理学委员会的批准。

试验组采用肩袖修补术后标准 DRM 康复方案联合养血活络方，共 48 例。男 23 例，女 25 例；年龄 40～65 岁，平均（52.3±7.6）岁。

对照组采用肩袖修补术后标准DRM康复方案，共48例。男26，女22例；年龄41～63岁，平均（51.8±8.3）岁。

1.4　手术方法

所有患者手术均由同一个经验丰富的主刀医生完成。患者均采用气管插管全身麻醉，取侧卧位，手术侧上肢放置于袖套平衡悬吊系统内，外展20°～30°，前屈20°位，并用1～2kg平衡悬吊牵引。以肩峰及喙突作为骨性标志，选择肩关节后、前、前上外、外侧入路方式。由后侧入路置入关节镜，探查肩关节内结构，单排或双排修复已撕裂肩胛下肌，肱二头长肌腱损伤则切断或固定；然后将关节镜置于肩峰下间隙，行肩峰下减压，广泛彻底地清除肩峰下增生滑囊，对钩形或弧形刨肩峰行肩峰成形术，用抓钳对已撕裂肩袖进行评估，肌腱松解滑移，选择双排缝合桥技术，将肌腱固定于已新鲜化的足印区。

1.5　术后处理

对照组采用术后DRM康复方案治疗。分为4个阶段。第1阶段（术后0～6周），以制动为主，枕肩关节外展45°～60°位固定，可在肩关节松弛和无张力的状态下进行钟摆、划圈训练，可进行手、腕关节及肘关节的主动活动锻炼；第2阶段（术后6～12周），保护性康复训练，进行肩关节被动活动训练和主动-助力训练，肩关节活动范围不超过肩平面；第3阶段（术后12～20周），功能恢复阶段，维持被动活动度，渐进性地抗阻锻炼；第4阶段（术后20～周），运动功能恢复训练，保持无痛的全活动度，使肌肉强度、力量和耐力正常化，完全恢复运动训练。

试验组采用术后DRM康复方案结合养血活络方口服（台州骨伤医院章氏骨科经验用方：太子参15g，黄芪20g，桂枝10g，白芍10g，当归10g，川芎10g，地黄15g，黄柏10g，麦冬10g，三七10g，天花粉15g，茯苓15g，甘草5g），术后第1天开始服用，每日1剂，浓煎400mL，均分2次服用，早、晚餐后半小时服用（由台州骨伤医院中药房统一代煎）。

两组患者术后1～3天常规利用冷敷、处方药和物理疗法来减轻疼痛。在康复期间引导并监督患者，特别是术后7～12周。

1.6 随访及观察评价指标

术后 6 周、12 周、24 周、48 周来我科门诊随诊，进行体格检查、临床评价及影像学复查。

1.6.1 术后僵硬评估

评估肩关节僵硬度，用测角仪测量肩关节的前屈、内收位外旋、内旋活动度。

肩前屈活动度：上肢保持内收位，肘关节伸直，上臂自前方向上举直至超过头顶，前屈至最上方时掌心向前，上臂和胸部之间的角度。

肩内收位外旋活动度：肩内收位，肘部屈曲 90° 位贴紧身体，前臂旋转中立位，肩关节外旋使手向侧方移动，胸部和前臂之间的角度。

肩内旋活动度：肩关节内旋，使手从后下方向上方摸背，保持手心向后，以拇指尖所能触及的最高的脊椎棘突作为衡量标准。若术后肩关节达到被动前屈 < 120° 或（和）被动内收位内旋 < 30° 或（和）被动内旋低于腰 3 平面，则被认为术后肩关节僵硬[20]。

1.6.2 临床疗效评价

采用疼痛视觉模拟评分（visual analogue scale，VAS）评估患者术后康复训练时肩关节活动度在比预期活动度更小范围内活动时的疼痛程度。采用欧洲肩关节协会肩关节评分[21]（Constant-Murley 评分）评价患者的肩关节术后疗效，评分系统主观和客观成分比例为 35/65，其中疼痛 15 分，日常活动 20 分，肩关节活动范围 40 分，力量测试 25 分。Constant-Murley 评分 > 90 分为优，80 ～ 89 分为良，70 ～ 79 分为可，< 70 分为差。

1.6.3 影像学评价

术后随访时常规进行肩袖彩超、肩关节 MRI 评估关节镜下肩袖修补术后肩袖愈合及再撕裂情况。

1.7. 统计学方法

应用统计分析软件 SPSS 22，对所有基线指标和观察指标进行统计分析。服从正态分布的计量资料用均数 ± 标准差（$\bar{x} \pm s$）表示，两组间计量资料经方差齐性Levene检验（$P > 0.05$），满足方差齐性，采用独立样本t检验，若不满足方差齐性者（$P < 0.05$），则采用Mann-Whitney检验。计数资料四格表或RXC列联表则采用x^2检验；等级资料比较采用Mann-Whitney检验；同组治疗前后相比较，符合正态分布则采用配对t检验。检验水准取 $\alpha = 0.05$，$P < 0.05$ 为差异有统计学意义。

2. 结果

2.1 患者基线资料比较

两组患者性别分布、年龄、VAS评分、病程、Constant-Murley 评分差异均无统计学意义，表明两组患者基线资料具有可比性（表 1）。

表 1　试验组和对照组患者术前一般资料比较（$\overline{\chi} \pm s$）

组别	例数（例）	年龄（岁）	性别（男/女，例）	病程（年）	VAS评分（分）	Constant评分（分）
试验组	48	52.3 ± 7.6	23：25	1.82 ± 1.65	3.33 ± 1.07	53.73 ± 12.72
对照组	48	51.8 ± 8.3	26：22	1.79 ± 1.58	3.28 ± 1.07	49.22 ± 10.32
检验值	—	$t=0.18$	$\chi^2=0.11$	$F=0.047$	$t=0.16$	$t=0.44$
P 值	—	> 0.05	> 0.05	> 0.05	> 0.05	> 0.05

2.2 临床疗效评价

2.2.1 术后肩关节活动度（图 1a、b、c）

试验组和对照组术前前屈活动度、体侧外旋活动度、内旋活动度比较，差异无统计学意义（$P > 0.05$），具有可比性。两组术后 24 周、术后 48 周的前屈活动度、体侧外旋活动度、内旋活动度较术前均有改善，且差异有统计学意义（$P < 0.05$）；试验组术后 6 周前屈活动度为（$125.3° \pm 5.55°$），术后 12 周前屈活动度为（$147.86° \pm 7.23°$），术后 24 周前屈活动度为（$160.57° \pm 5.34°$），均优于对照组同期前屈活动度（$P < 0.05$），差异有统计学意义；试验组体侧外旋活动度术后 6 周为（$28.83° \pm 8.17°$），术后 12 周为（$43.17° \pm 8.56°$），术后 24 周为（$51.33° \pm 8.30°$），均优于对照组同期体侧外旋活动度（$P < 0.05$），差异有统计学意义；试验组内旋活动度术后 6 周为（$T13.25 \pm T2.60$），术后 12

周为（T11.34±T2.56），术后 24 周为（T9.44±T2.30），均优于对照组同期体侧外旋活动度（$P < 0.05$），差异有统计学意义；试验组术后 48 周前屈活动度（169.75°±7.56°）、体侧外旋活动度（53.56°±5.52°）、内旋活动度（T7.23±T2.52）与对照组术后前屈活动度（165.67°±6.68°）、体侧外旋活动度（52.33°±6.33°）、内旋活动度（T8.35±T2.41）相比较，差异均无统计学意义（$P > 0.05$）。表明试验组及对照组的肩关节活动度在关节镜肩袖修补术后均有改善，但试验组在保持肩关节活动度方面要优于对照组。

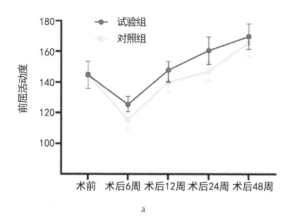

a

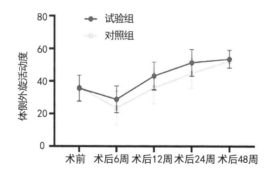

b

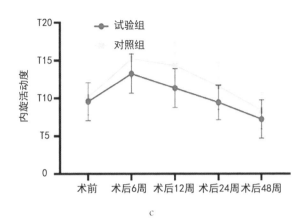

c

图 1　术后肩关节活动度

2.2.2　两组术后肩关节僵硬评估

试验组和对照组术后 6 周、术后 24 周、术后 48 周术后僵硬发生率比较，差异无统计学意义（$P > 0.05$）；术后 12 周两组术后僵硬发生率比较，差异有统计学意义（$P=0.029$）（表 2）。

表 2　试验组和对照组各时间点术后僵硬比较（f）

组别	例数（例）	术后 6 周		僵硬率（%）	术后 12 周		僵硬率（%）
		僵硬	未僵硬		僵硬	未僵硬	
试验组	48	41	7	85.41	9	39	18.75
对照组	48	45	3	93.75	18	30	37.50

续表 2-1　试验组和对照组各时间点术后僵硬比较（f）

组别	例数（例）	术后 24 周		僵硬率（%）	术后 48 周		僵硬率（%）
		僵硬	未僵硬		僵硬	未僵硬	
试验组	48	3	45	6.25	1	47	2.08
对照组	48	8	40	16.66	2	46	4.16

续表 2-2　试验组和对照组各时间点术后僵硬比较（n，%）

组别	例数(例)	术后 6 周	术后 12 周	术后 24 周	术后 48 周
试验组	48	41（85.41）	9（18.75）	3（6.25）	1（2.08）
对照组	48	45（93.75）	18（37.50）	8（16.66）	2（4.16）

2.2.3　试验和对照组术后肩关节活动度在比预期活动度更小范围内活动时的疼痛改善情况

试验组和对照组患者术后 6 周、术后 12 周随访时肩关节活动度在比预期活动度更小范围内活动时疼痛 VAS 评分较术前均降低，差异均有统计学意义（$P < 0.05$）。两组患者术前、术后 24 周、术后 48 周的 VAS 评分比较差异无统计学意义（$P > 0.05$）；两组患者术后 6 周、术后 12 周的 VAS 评分比较，差异有统计学意义（$P < 0.05$）。表明试验组及对照组的肩关节活动度在比预期活动度更小范围内活动时的疼痛在关节镜肩袖修补术后均有改善，但试验组在术后早期内改善肩关节活动度在比预期活动度更小范围内活动时的疼痛方面要优于对照组（表3）。

表 3　试验组和对照组肩关节活动度在比预期更小范围内活动时 VAS 评分比较

组别	例数(例)	术前 ($\overline{\chi}\pm s$)	术后 6 周 ($\overline{\chi}\pm s$)	术后 12 周 ($\overline{\chi}\pm s$)	术后 24 周 ($\overline{\chi}\pm s$)	术后 48 周 ($\overline{\chi}\pm s$)
试验组	48	6.17 ± 1.02	4.17 ± 1.02	2.27 ± 1.02	1.41 ± 1.63	0.3 ± 1.11
对照组	48	6.37 ± 0.93	5.17 ± 1.02	3.03 ± 1.01	1.12 ± 1.42	0.92 ± 1.71
t 值	—	1.35	4.25	4.77	1.12	2.45
P 值	—	0.760	0.024	0.016	0.820	0.460

2.2.4　术后肩关节的疗效评价

试验组和对照组患者术前、术后 48 周的 Constant-Murley 评分比较，差异无统计学意义（$P > 0.05$）；两组患者术后 6 周、12 周、24 周的 Constant-Murley 评分差异均有统计学意义（$P < 0.05$）（表4）。

表 4　试验组和对照组 Constant-Murley 评分比较

组别	例数(例)	术前 ($\overline{\chi}\pm s$)	术后 12 周 ($\overline{\chi}\pm s$)	术后 24 周 ($\overline{\chi}\pm s$)	术后 48 周 ($\overline{\chi}\pm s$)
试验组	48	53.73 ± 8.72	70.4 ± 5.35	77.1 ± 7.02	84.2 ± 6.5
对照组	48	49.22 ± 7.32	65.6 ± 6.36	73.9 ± 7.34	83.3 ± 5.8
t 值	—	-0.99	1.54	4.74	5.44
P 值	—	0.186	0.015	0.012	0.530

2.2.5　其他情况

术后至少随访 12 个月，试验组有 1 例发生肩袖再撕裂，再撕裂发生率为 2.08%，对照组有 2 例发生肩袖再撕裂，再撕裂发生率为 4.16%，两组再撕裂发生率比较，差异无统计学意义（$P > 0.05$）；两组患者均无发生关节内感染。

3. 讨论

肩关节术后康复的目标是重建完整、对称的被动和主动活动，平衡盂肱关节和胸肩胛关节的力偶，恢复无痛的肩关节功能[16]。回顾已发表的文献，EPM 虽可以提高肩关节的术后活动度，在术后 3 个月和 6 个月时可分别增加 7°～ 15° 的前屈上举角度以及 5°～ 10° 的外旋角度，但这些相对较小的活动度变化即使在早期也不会改善患者的功能和提高患者的满意度[22]。肩袖撕裂大部分并非由创伤引起，而是由肌腱的逐渐退变引起，患者多为高龄，又常合并糖尿病、甲状腺功能减退等疾病，MRI 评估肩袖多有不同程度脂肪浸润和萎缩，肩袖组织条件差，若被动活动范围增加太快会增大缝线 – 肌腱截面的应力，影响肌腱愈合的质量[16]。动物实验表明，术后 6 ～ 12 周内，与腱骨愈合相关的 Sharpey 纤维数量并不多，修复后强度在术后 6 周时大概只有正常的 19%～ 30%，12 周时为正常的 29%～ 50%[23]。经济上，EPM 患者虽然允许更早地恢复工作，然而由于肩袖再撕裂率高，其获得的效益可能将会被二次手术所抵消。肩袖再撕裂患者二次手术，不仅会给医疗健康系统带来负担，其从手术和术后康复中花出的工作日，也造成社会劳动力的缺失[7]。肩袖修复术后愈合的时间尚不清楚，但大型动物模型显示成熟愈合需要长达 3 ～ 4 个月。此外，最近的研究表明，大多数复发性撕裂在手术后 3 ～ 6 个月内发展，且进一步支持肩袖修补术后需要早期固定[20]。有文献报道，术后 6 周不配合限制的患者，再撕裂发生风险或不愈合风险比配合的患者高 152 倍[24]。DRM 康复方案可提高肌腱愈合质量，降低肩袖再撕裂率，虽然会增加术后肩部僵硬的风险，但与修复肩袖再撕裂手术相比，这并不是一个复杂的临床问题[7]。因此，解决了 DRM 后肩关节早期僵硬的问题，术后肩关节早期固定值得更好地推广应用。

　　养血活络方是台州骨伤医院辅助治疗肩袖修补术后患者的常用处方，由地黄、太子参、黄芪、桂枝、白芍、当归、川芎、三七、麦冬、黄柏、天花粉、茯苓、甘草组成，临床应用多年，疗效确切。方中以生地为君药，《神农本草经》称其能逐血痹，生精血，长肌肉。有研究显示，地黄寡糖可通过多种途径激活机体组织，特别是促进微环境中的某些造血细胞，分泌造血生长因子，加强造血祖细胞的增殖[25]。黄芪，补中益气，又善达表益卫，温分肉、肥腠理，使阳气和利，充满流行，又气行则血行，配以太子参，补气之效大增；桂枝温通血脉，横通肢节，解肌散表浅风寒，引诸药向上；白芍养血敛阴，缓急止痛，和营柔肝，配以桂枝更能和调营卫，调和气血；黄芪伍以桂、芍，则又有营卫气血太和之意。实验研究显示，黄芪多糖（APS）作为中药黄芪的活性成分，具有中药独特的调节功能，既可以在免疫低下时提高机体免疫力，又可以在炎症持续时，降低促炎因子的产生，发挥免疫抑制作用，具有双向调节作用[26]。三七，化瘀又可止血，化瘀而不伤正气；当归、川芎、三七，活血化瘀，配以地黄、白芍则去瘀养血，瘀血去，新血生，辅以桂枝温通，更可助当归、川芎、三七活血之功；恶血既破，再佐以茯苓之淡渗，利而行之。麦冬滋阴，合太子参，黄芪，仿黄芪生脉饮之意，益气养阴生精；瘀血阻络，又易化热伤阴，故用黄柏、天花粉、地黄清血热；甘草调和诸药。现代药理学研究显示，当归的有效成分具有抗血小板聚集及抗炎等作用[27]，川芎嗪具有扩张血管、改善外周微循环障碍、保护血管内皮细胞的作用[28]；三七总皂苷能够有效保护血管内皮细胞，维持血液微循环稳态，发挥活血化瘀作用，改变瘀血环境[29]。诸药配伍，有扩张局部血管、增加局部血运和营养供应、增强机体代谢及提高免疫力、改善局部炎症和瘀血吸收之功，达养血活血化瘀、舒筋通络、固本御邪之效，可使关节得以通利。

　　本研究中试验组在术后6周、术后12周、术后24周的肩关节活动度改善明显优于对照组（$P < 0.05$），差异有统计学意义；且试验组术后6周、术后12周的肩关节活动度在比预期更小范围内活动时疼痛VAS评分明显低于对照组（$P < 0.05$），差异有统计学意义，表明养血活络方可改

善 DRM 中肩关节活动度及肩关节活动度在比预期更小范围内活动时的疼痛。术后 12 周、术后 24 周时试验组的肩关节僵硬发生率明显低于对照组（$P < 0.05$），差异有统计学意义，表明养血活络方可减少 DRM 肩关节早期僵硬的发生风险。术后 6 周、术后 12 周、术后 24 周试验组的 Constant-Murley 评分较对照组明显改善（$P < 0.05$），差异有统计学意义，表明养血活络方可使 DRM 肩袖修补患者获得更高的术后早期满意度。试验组与对照组术后 48 周肩关节活动度、僵硬率、Constant-Murley 评分比较，差异无统计学意义（$P > 0.05$），表明应用 DRM 后虽然早期会增加肩关节僵硬的发生率，但在平均术后 1 年会趋于缓解，并可使肩关节恢复满意的功能活动度。而 DRM 配合早期服用养血活络方则可加快术后僵硬恢复这一进程，改善肩关节活动度，降低术后康复疼痛，更快地让患者恢复日常生活、活动，从而规避了为预防肩关节僵硬而采取的 EPM 所增加的肩袖再撕裂发生风险。

本研究存在以下局限性：①本研究属于回顾性研究，搜集资料过程中存在回顾性偏移；②病例数量偏少，统计结果不足以反映真实情况；③数据的测量可能存在主观误差。

参考文献

[1]Fehringer EV,Sun J,VanOeveren LS,et al.Full-thickness rotator cuff tear prevalence and correlation with function and co-morbidities in patients sixty-five years and older[J].J Shoulder Elbow Surg,2008,17(6):881-885.

[2]Lee YS, Jeong JY, Park CD, et al. Evaluation of the risk factors for a rotator cuff retear after repair surgery[J].Am J Sports Med,2017,45(8):1755-1761.

[3]Williams G Jr, Kraeutler MJ, Zmistowski B,et al.No difference in postoperative pain after arthroscopic versus open rotator cuff repair[J]. Clin Orthop Relat Res,2014,472(9):2759-2765.

[4]Cuff DJ,Pupello DR.Prospective randomized study of arthroscopic rotator cuff repair using an early versus delayed postoperative physical therapy protocol[J].J Shoulder Elbow Surg,2012,21(4):1450-1455.

[5]Keener JD, Galatz LM, Stobbs-Cucchi G,et al. Rehabilitation Following Arthroscopic Rotator Cuff Repair:A Prospective Randomized Trial of Immobilization Compared with Early Motion[J].J Bone Joint Surg Am,2014,96(1):11-19.

[6]张一翀,陈建海.美国肩肘外科治疗师协会:关于肩关节镜下肩袖修复术后康复的共识声明（续）[J/CD].中华肩肘外科电子杂志,2018,6(2):139-150.

[7]Bakti N, Antonios T, Phadke A, et al.Early versus delayed mobilization following rotator cuff repair[J].J Clin Orthop Trauma,2019,10(2):257-260.

[8]Houck DA, Kraeutler MJ, Schuette HB, et al. Early versus delayed motion after rotator cuff repair: a systematic review of overlapping meta-analyses[J].Am J Sports Med,2017,45(12):2911-2915.

[9]Chan K, MacDermid JC, Hoppe DJ, et al.Delayed versus early motion after arthroscopic rotator cuff repair:a meta-analysis[J].J Shoulder Elbow Surg,2014,23(11):1631-1639.

[10]Riboh JC,Garrigues GE.Early passive motion versus immobilization after arthroscopic rotator cuff repair[J].Arthroscopy,2014,30(8):997-1005.

[11]Kluczynski MA, Nayyar S, Marzo JM ,et al. Early versus delayed passive range of motion after rotator cuff repair:a systematic review and meta-analysis[J].Am J Sports Med,2015,43(8):2057-2063.

[12]Huberty DP,Schoolfield JD,Brady PC,et al.Incidence and treatment of postoperative stiffness following arthroscopic rotator cuff repair[J].Arthroscopy,2009,25(8):880-890.

[13]Gimbel JA,Van Kleunen JP,Williams GR,et al.Long durations of immobilization in the rat result in enhanced mechanical properties of the healing supraspinatus tendon insertion site[J].J Biomech Eng,2007,129(3):400-404.

[14]Chen L, Peng K, Zhang D,et al.Rehabilitation protocol after arthroscopic rotator cuff repair:early versus delayed motion[J].Int J Clin Exp Med,2015,8(6):8329-8338.

[15]Harryman DT 2nd,Matsen FA 3rd,Sidles JA. Arthroscopic management of refractory shoulder stiffness[J]. Arthroscopy,1997,13(2):133-147.

[16]Piper C C,Hughes A J,Ma Y,et al.Operative versus nonoperative treatment for the management of full-thickness rotator cuff tears:a systematic review and meta-analysis[J].J Shoulder Elbow Surg,2018,27(3):572-576.

[17]Hamada K, Yamanaka K, Uchiyama Y,et al.A Radiographic Classification of Massive Rotator Cuff Tear Arthritis[J].Clin Orthop Relat Res,2011,469(9):2452-2460.

[18]Seo SS, Choi JS, An KC,et al.The factors affecting stiffness occurring with rotator cuff tear[J].J Shoulder Elbow Surg,2012,21(3):304-309.

[19]Deerio JK,Cofield RH.Results of a second attempt at surgical repair of a failed initial rotator cuff repair[J].J Bone Joint Surg Am,1984,66(4):563-567.

[20]Chung SW, Huong CB, Kim SH,et al.Shoulder Stiffness After Rotator Cuff Repair:Risk Factors and Influence on Outcome[J].Arthros

copy,2013,29(2):290-300.

[21]Pandey V,Jaap Willems W.Rotator cuff tear:a detailed update[J].Asia Pac J Sports Med Arthrosc Rehabil Technol, 2015,2(1):1-14.

[22]Chen AL, Shapiro JA, Ahn AK,et al.Rotator cuff repair in patient with type I diabetes mellitus[J].J Shoulder Elbow Surg,2003,12(5):416-421.

[23]Gerber C, Schneeberger AG, Perren SM ,et al.Experimental rotator cuff repair.A preli分 钟ary study[J].J Bone Joint Surg Am,1999,81(9):1281-1290.

[24]Ahmad S , Haber M , Bokor DJ ,et al.The influence of intraoperative factors and postoperative rehabilitation compliance on the integrity of the rotator cuff after arthroscopic repair[J].J shoulder Elbow Surg,2015,24(2):229-223.

[25]李红伟,孟祥乐.地黄化学成分及其药理作用研究进展[J].药物评价研究,2015,38(2):218-228.

[26]李树颖,秦雪梅,李科.黄芪多糖免疫调节作用及其机制研究进展[J].山西医科大学学报,2019,50(5):685-689.

[27]邓永健,郭志伟,王萌.当归的化学成分及其药理作用研究进展[J].新疆中医药,2006,24(5):109-113.

[28]孙晨,谢晓芳,熊亮,等.川芎不同提取物对异丙肾上腺素致心肌缺血大鼠的影响[J].中药药理与临床,2017,33(5):91-94.

[29]吴惠斌,史宝明.三七总皂苷对兔酒精性股骨头坏死模型组织形态学的影响[J].甘肃中医学院学报,2012,29(6):4-7.

（蔡灵敏　黄振宇　郭　翔　郑良军）

超声引导下局部封闭术结合手法治疗冻结肩疗效分析

[摘要]

目的：探讨超声引导下肩峰下滑囊及肱二头肌长头腱鞘内局部封闭术结合手法治疗冻结肩的临床效果。**方法：**选取 2019 年 5 月—2021 年 11 月在我院筋伤科、康复科进行治疗的 108 例冻结肩（肩周炎）患者为研究对象，随机分为对照组与研究组，每组 54 例。对照组接受常规药物治疗及综合康复理疗；研究组患者接受超声引导下局部封闭联合手法治疗，对比两组患者的临床治疗效果以及不良反应发生情况。**结果：**2 个月后，研究组 10 例治愈，14 例显效，27 例有效，有效率为 94.4%；对照组 9 例治愈，显效 10 例，有效 25 例，有效率为 81.5%。两组有效率差异有统计学意义（$P < 0.05$）。两组患者在治疗期间均未发生感染、病情加重及其他异常状况。**结论：**超声引导下肩峰下滑囊及肱二头肌长头腱鞘内局部封闭术结合手法治疗冻结肩，能够显著改善患者疼痛及功能活动度，效果显著，值得临床推广与应用。

[关键词]

超声引导；局部封闭；手法治疗；冻结肩

冻结肩（肩周炎）（periarthritis of shoulder）是发生于肩关节周围软组织的一种无菌性炎症[1]，50 岁左右为高发年龄，因而又称五十肩，发病率为 2% ~ 5%[2]。1875 年，Dulplay 首次描述了肩关节疼痛及活动受限，并将其命名为肩关节周围炎，并推测其病变位置为肩峰下滑囊[3]。1934 年，Codman 认为未钙化性肌腱炎导致了冻结肩综合征[4]。Nevasier 于 1954 年发现了腋下皱襞和肱骨解剖颈处粘连性炎性反应后，将这类病症命名为粘连性关节囊炎，认为该病变与盂肱关节滑囊液体的缺失及腋下皱襞关节囊冗长有关[4]。1949 年，Simmonds 推测盂肱关节活动障碍与冈上肌腱继发性炎性改变及关节退行性改变有关，并推测病因为喙肩韧带的反复磨损。1962 年，Nevasier 通过关节镜研究提出了冻结肩四阶段分类：粘连前期、急性粘连性滑膜炎期、成熟期、慢性期，并指出长期制动为致病因素之一。目前临床治疗肩周炎的方法有很多，如针灸治疗、药物治疗、封闭治疗和推拿治疗，这些方法的应用均有一定的效果。但由于疾病分期不同、治疗方法选择不同，导致疗效也不同。临床研究发现，引起肩痛的原因以肩峰下滑囊炎及肱二头肌长头肌腱炎较为常见[5-6]。近两三年，本院康复科联合筋伤科，将大量的患者不断地进行对比研究，发现肩峰下滑囊及肱二头肌长头腱鞘内局部封闭术结合运动疗法治疗冻结肩疗效显著，现报道如下。

1. 资料与方法

1.1　一般资料

选取 2019 年 5 月至 2021 年 11 月在我院筋伤科、康复科进行治疗的冻结肩（肩周炎）患者为研究对象。

纳入标准：①符合冻结肩（粘连性肩关节周围炎）的诊断标准[7]；②慢性起病，肩关节疼痛或肩部活动受限时间超过 3 个月。

排除标准：①有结核、全身性感染、凝血功能障碍；②癌症引起的肩关节疼痛；③有激素使用禁忌者；④排除合并其他影响肩关节的疾病，如梅毒性神经病、褐黄病、代谢性骨病、盂肱关节疾病、肩袖损伤需手术治疗者等。最终纳入患者 108 例，按照随机数字表法分为对照组、研究组，每组各 54 例。其中对照组男 25 例，女 29 例；年龄 35 ～ 78 岁，平均（46.14±3.54）岁；病程 3 ～ 16 个月，平均（8.27±2.35）个月。研究组男 23 例，女 31 例；年龄 36 ～ 80 岁，平均（45.26±3.73）岁；病程 1 ～ 18 个月，平均（8.63±2.27）个月。两组患者的一般资料比较，差异无统计学意义（$P > 0.05$），具有可比性。

1.2　方法

1.2.1　对照组

对照组接受常规药物治疗、适当理疗及患者自行锻炼。常规药物西药非甾体类消炎止痛药及中成药舒筋活血、补肝肾强筋骨药。2周内每日适当选择性使用理疗：蜡疗、红外线、超声波、超短波、中频、超声药物投入及运动疗法、作业疗法等康复治疗。2周后自行回家练习。

1.2.2　研究组

研究组接受超声引导下局部封闭治疗联合手法治疗。

超声引导下局部封闭治疗：患者取坐位，局部消毒。在B超（GE公司生产的超声诊断仪）介入下，告知患者患肢置于身后并屈肘，肩关节处于内旋位，B超探头置于肩峰下，使用穿刺针沿探头进行穿刺，进针点选择肩峰下滑囊、肱二头肌长头腱部位，各注射3mL 2%利多卡因注射液、0.5mL得宝松、2mL生理盐水混合液。

手法治疗（每日或者隔日由治疗师手法治疗）：患者取坐位，施术者站在患者后面；揉按肩背肌肉，拿斜方肌，功在放松该部肌肉，解除肌肉（包括血管）痉挛，散寒止痛；点按肩背部有关穴位，可选天宗、秉风、肩井、肩中俞，肩外俞等，以疏通经络，行气活血；肩周揉按，点阿是穴，旨在解除该部肌肉痉挛，松弛肌肉，恢复肌肉弹性，松解粘连，止痛解痉、活血化瘀；局部筋结的分筋、弹筋，可解除肌肉痉挛，进一步松解粘连，有散结止痛、振奋阳气的作用；点按肩部相关穴位，如肩髎、肩髃、肩贞等穴，有通经止痛作用；摇、拔、牵、抖肩关节，即被动地强制性地帮助患者恢复肩关节功能，可松解粘连，恢复肩关节功能。操作时应注意循序渐进，用力恰到好处，掌握正确的操作方法，禁用暴力；揉按点压上肢有关穴位及经络。穴位可选曲池、手三里、少海、内外关、合谷等穴，以达通经活络、行气止痛的目的；放松，即于最后用力拍打、抖按、擦挤的方法，再次放松肩背部肌肉。

运动疗法：

①肩周肌群的肌力训练：前屈、外展、后伸、内外旋、耸肩、夹背。

训练原则：应根据患者肌力水平选择合适的肌力训练方式。肌力 1 级时，采用电刺激疗法、肌电生物反馈电刺激疗法；肌力 2 级时，强调助力运动训练；肌力 3 级时，强调主动运动训练；肌力 4 级时，强调徒手和器械抗阻训练；耐力较差的肌肉群，强调肌肉耐力训练。徒手抗阻训练应根据患者功能受限程度，确定适宜的抗阻运动形式和运动量；患者取舒适体位，尽最大努力在无痛范围内完成训练；阻力置于肢体远端，避免替代运动；逐渐增加运动强度或抗阻力；训练中应给予有力的语言指令，增加训练效果；每一运动可重复 8 ～ 10 次，间隔适当休息，逐渐增加训练次数。

②关节活动度训练及关节松动术：前屈、后伸、外展、内外旋各方向的牵拉训练，并予以行关节囊的松动术治疗。手法治疗将推拿与运动疗法两者相互渗透与融合在一次治疗过程中，不需要分先后，不需要分解开来。在医院治疗 2 周，2 周后自行回家练习。

1.3 疗效评价

整体疗效评定参照《中药新药临床研究指导原则》（卫生部制定发布，1997 年第三辑）中有关"肩周炎"的疗效标准。

①治愈（临床痊愈）：肩部疼痛消失，肩关节活动范围恢复正常。

②显效：肩部疼痛缓解明显，肩关节活动范围改善明显。

③有效：肩部疼痛基本缓解，肩关节活动范围部分改善。

④无效：症状无改变。

两组患者治疗时间为 2 周，随访 2 个月，2 个月后评价治疗效果。

1.4 统计学方法

以 SPSS 20.0 统计学软件处理数据，计量资料以均数 ± 标准差（$\bar{\chi} \pm s$）表示，组间比较采用 t 检验，计数资料比较采用 x^2 检验，以 $P < 0.05$ 为差异有统计学意义。

2. 结果

2.1 两组患者临床治疗效果比较

研究组治疗总有效率为 94.4%，高于对照组的 81.5%，差异有统计学意义（$P < 0.05$），见表 1。

表 1 两组患者临床治疗效果比较

分组	治愈	显效	有效	无效	有效率
研究组	10	14	27	3	94.4%
对照组	9	10	25	10	81.5%
χ^2	—	—	—	—	4.285
P	—	—	—	—	< 0.05

2.2 安全性评定

两组患者在治疗期间均未发生感染、病情加重及其他异常状况。

3. 讨论

肩关节是人体最灵活的关节，由于运动较多；常容易受到损伤，其损伤发生率位于肌肉骨骼系统常见疾病的第 3 位，位居于脊柱和膝关节疾病之后[8]。冻结肩（肩周炎）是指肩关节周围软组织受到各种损害因素导致的慢性无菌性炎症，病情较长，是中老年患者常见骨关节疾病之一[9]。主要表现为疼痛和活动功能受限，以肩关节外旋、外展、后伸受限最为明显，给患者工作和生活带来极大的不便[10]。该病病程较长，表现为肩部隐痛或刺痛，疼痛可放射到颈部或上臂，严重影响患者的生活和工作。肩关节疼痛的主要病因有肩峰下滑囊炎、肱二头肌长头腱病变、肩袖损伤、肩胛上神经卡压及钙化等。目前，对炎性病灶部局部进行封闭治疗快速改善局部软组织的无菌性炎症及疼痛是主要的治疗方法。在此基础上，再施以手法松解粘连、改善活动度，可显著改善患者生活质量。超声影像技术作为一种价廉无创的检查手段，其特异性不亚于 CT 和 MRI，具有实时成像、可多角度动态观察、软组织分辨率高等优点[11]，被作为肩关节疾病早期诊断的首选方法[12]。在超声引导下，实现动态、可视化治疗，注射针头能精准到达病变部位，进行靶点注射，既能减少药量用量，也能实现最佳的治疗效果。有学者对肩峰下滑囊炎的 60 例患者采取超声引导下肩峰下滑囊注射治疗，结果发现与传统治疗相比，超声组疗效明显占优[13]。本研究对有明显疼痛的冻结肩（肩周炎）患者在超声引导下行肩峰下滑囊、肱二头肌长头腱鞘内各注射 3mL 2% 利多卡因注射液、0.5mL 得宝松、2mL 生理盐水混合液，1 周后复查 MRI 或超声可见积液完全吸收，疼痛明显缓解。注射后予以手法治疗，将中医的推拿及西医的运动疗法有效融合，既能有效地松解粘连、改善活动度，也能改善肌力，提高日常活动能力。封闭治疗快速改善患者疼痛后，每日或者隔日的适当手法治疗再结合患者的自我锻炼，肩关节主动被动活动度不断改善，肌力逐渐恢复，患者的睡眠及心情等全身状况亦好转，不断走向良性循环直至痊愈。

综上所述，超声引导下肩峰下滑囊及肱二头肌长头腱鞘内局部封闭术结合手法治疗冻结肩，能够显著改善患者疼痛及功能活动度，效果显著，值得临床推广与应用。

参考文献

［1］农国勇,张莉娟,肖杰云,等.运动针法联合经筋刺法对肩周炎疗效及 5-羟色胺水平影响的研究[J].时珍国医国药,2020,31(3):635-637.

［2］刘全辉,Sah Murli Manohar,戴祝.肩关节注射治疗冻结肩的研究进展[J].中南医学科学杂志,2019,47(6):561-565。

［3］陆军,王宸.冻结肩的诊疗进展[J].中华关节外科杂志:电子版,2015,9(4):527-531.

［4］Donatella RA.肩关节物理治疗[M].北京:人民军医出版社,2015.

［5］潘志高.超声介入肩峰下滑囊联合结节间沟注射术对肩周炎的治疗效果[J].当代医学,2013,19(34):75-76.

［6］马健猛.超声定位肩峰下滑囊及结节间沟注射治疗肩周炎的临床效果[J].临床医学研究与实践,2018,3(36):59-60,78.

［7］薄超刚,薄晓巍.肩峰下滑囊联合肩关节腔内注射治疗肩周炎的临床

研究[J].中国实用医药,2014,9(10):189-190.

[8] Tekavec E,Jöud A,Rittner R,et al.Population based consultation patterns in patients with shoulder pain diagnoses[J].BMC Musculoskelet Disord,2012,13:238.

[9] 袁辉,范春兰.超声引导下肩峰下滑囊注射治疗在肩周炎治疗中的临床研究[J].继续医学教育,2018,32(1):100-102

[10] 毕胜,李军,罗渝昆,等.超声引导下注射治疗肩周炎[J].中国疼痛医学杂志,2011,17(6):333-335.

[11] 蔡桂元,贺涓涓,李娜,等.卒中后偏瘫肩痛患者肩周组织超声影像特点[J].中国康复医学杂志,2019,34(1):37-42.

[12] Corazza A,Orlandi D,Fabbro E,et al. Dynamic high-resolution ultrasound of the shoulder:How we do it[J].Eur J Radiol,2015,84(2):266-277.

[13]张碧凤,苍成友,贺纯静.肩关节粘连松解后臭氧注射治疗冻结肩疗效的观察[J].中国疼痛医学杂志,2010,16(1):59-60.

（覃　伟　李仕杰　章友棣）

穴位贴敷合谷、内关预防
术后恶心呕吐的护理观察与体会

[摘要]

目的: 探讨穴位贴敷预防恶心呕吐的效果。方法:选择我院 2018 年 9 月 1 日至 2019 年 9 月 1 日手创伤科术后患者,采用数字表法分为对照组与穴位贴敷组,穴位贴敷组在常规综合护理的基础上增加使用吴茱萸穴位贴敷(合谷、内关),比较术后 48 小时内恶心呕吐发生率。**结果:** 穴位贴敷组术后恶心呕吐发生率为 5.25%,对照组发生率 14.92%。**结论:** 吴茱萸穴位贴敷合谷、内关能有效预防术后恶心呕吐的发生。

[关键词]

穴位贴敷;合谷、内关;恶心呕吐

术后恶心呕吐(post-operative nausea and vomiting,PONV)是外科手术常见并发症,也是与麻醉相关的常见术后并发症。尤其是某些特殊手术区域如头颈部外科手术,PONV 的发生率可高达 60% 以上[1]。PONV 受手术类型、手术持续的时间、麻醉药物和方法及术前焦虑等多种因素的影响。绝大多数的 PONV 发生在术后 24 ~ 48 小时,呕吐前会出现明显恶心。

1. 资料与方法

1.1 一般资料

选取 2018 年 9 月至 2019 年 9 月收治的手创伤科术后患者 610 例,248 例采用常规综合护理(对照组),362 例在常规综合护理的基础上加以穴位贴敷护理(穴位贴敷组)。对照组患者 248 例,男 145 例,女 103 例,年龄 17 ~ 72 岁,平均年龄(35.2±13)岁,其中局麻术后 50 例,臂丛神经阻滞麻醉术后 149 例，腰麻术后 24 例，全麻术后 25 例。穴位贴敷组 362 例，男 217 例，女 145 例，年龄 18～74 岁，平均年龄（35.8±16）岁，局麻术后 72 例，臂丛神经阻滞麻醉术后 217 例，腰麻术后 36 例，全麻术后 37 例。两组患者性别、年龄差异无统计学意义（$P > 0.05$），具有可比性。

1.2 治疗方法

对照组患者选择常规的护理措施，穴位贴敷组患者在常规护理的基础上增加吴茱萸穴位贴敷合谷、内关治疗，具体措施如下。

1.2.1 穴位贴敷治疗

调制中药，在吴茱萸粉末中加入生姜汁，调制成黏稠膏状物，将其制成圆状药饼，直径为 1cm，厚度 0.5cm，分别在合谷、内关穴上贴药饼，使用医用透气胶布固定，每天贴敷 4～6 小时，术后 48 小时内共贴敷 2 次。

1.2.2 护理措施

1.2.2.1 健康宣教护理

告知患者贴敷可能会使身体出现的不良情况。在贴敷之后，避免剧烈活动，否则会造成敷贴的移位和脱落，而且若患者为过敏体质，还会有疼痛、灼热、水疱等症状的出现，使用碘伏给予局部消毒，保持清洁，若有严重水疱要及时处理，还要与皮肤科的医生进行会诊，及时给予患者正确的处理措施[2]。

1.2.2.2 饮食护理

嘱患者在治疗过程中保持清淡饮食，避免食用油腻、生冷、辛辣刺激的食物。若在贴敷后患者出现皮肤有色素的沉着，为正常情况，可以逐渐消失。

1.2.2.3 心理护理

PONV 在治疗上有一定难度，病情容易反复，很多患者在治疗中不能保持良好的心态，护理人员一定要告知其治疗的方法及效果。使其保持良好心态，在治疗之余，尽量丰富患者的业余生活，促使注意力的转移，能够较为积极主动地配合医护人员的治疗和护理[3]。

1.2.2.4 环境护理

一定要保持病房环境清洁、布置温馨。尽量集中给予治疗和护理，使患者得到充分的休息；使用床帘，更好地保护患者的隐私，使患者尽早适应医院的环境[4]。

1.3 疗效标准

有效：48 小时内患者未出现恶心、呕吐的情况。

无效：48 小时内仅出现恶心或干呕，无呕吐物或 48 小时内出现呕吐，且有胃内容物呕出。

对术后 48 小时内是否出现恶心、呕吐进行观察统计。

1.4 统计学分析

本文数据均采用 SPSS 13.0 统计学软件，计数资料组间比较采用 x^2 检验，以 $P < 0.05$ 为差异有统计学意义。

2. 结果

穴位贴敷组患者护理总有效率达到 94.75%，对照组患者的护理有效率为 85.08%，穴位贴敷组患者得到更加显著的护理效果，差异有统计学意义（$P < 0.05$）。

表 1 两组治疗效果分析

组别	例数	有效	无效（有恶心或呕吐 %）	总有效率
对照组	248	211	37（14.92）	85.08%
穴位贴敷组	362	343	19（5.25）	94.75%

3. 讨论

合谷穴为手阳明经原穴，具有较强的清热作用，醒脑开窍，治疗头面、五官病，"面红合谷收"，刺激合谷穴，调整手阳明大肠经，通则胃气降，气不上逆故恶心呕吐止。内关穴中的"内"指内面，"关"指关口。内关穴有理气宽胸散结和胃降逆化浊的作用。

穴位贴敷内关可以缓解患者的恶心、呕吐症状，刺激内关穴位区的感受器和传入神经，神经冲动沿脊髓传至呕吐中枢，抑制呕吐中枢的异常放电，再通过传出神经对呕吐过程进行调节[5]。

吴茱萸始载于《神农本草经》，为中品，药性辛，苦热，有小毒，归肝、脾、胃、肾经，功效主要为温中止呕、散寒止痛、助阳止泻。主要应用于疼痛、胃寒呕吐、呃逆症、虚寒泄泻等[6]。吴茱萸碱有抑制大鼠胃排空和肠推进的作用。其作用机制是通过促进胆囊收缩素的释放和激活CCK-胆囊收缩素 1 受体来抑制胃肠活动[7]。吴茱萸次碱（rutaecarpine）有保护胃黏膜的作用。吴茱萸次碱能对抗由乙酰水杨酸和应激引起的大鼠胃黏膜损伤，其作用机制与促进内源性降钙素相关基因多肽（calcitonin gene-related peptide，CGRP）的释放和辣椒素受体的激活有关[8]。生姜的有效成分姜酮和姜烯酮具有很强的末梢性镇吐作用和镇静、镇痛作用[9]。

穴位贴敷疗法是基于中医经络腧穴理论，参照中药性味归经的属性，将中药制备为膏药，或液体调和粉剂制成糊状，贴敷于特定穴位，通过药物药性、腧穴及经络的作用，达到改善症状、调节机体状态、治疗疾病目的的一种中医外治疗法。清代名医徐灵胎云："用膏药贴之，闭塞其气，使药性从毛孔而入其腠理，通经活络，或提而出之，或攻而散之，较服药尤为有力"。穴位贴敷疗法为中医特色疗法点基于中医中药、经络学说和皮部理论的综合指导应用。《内经》有云："善治者治皮毛"。皮部理论属于经络学说的重要部分，位于经络系统表层，可反映和传输病变，并具有通络固表、调阴阳、密腠理等诸多功能[10]。穴位贴敷疗法集合了针刺和中药治疗之长。优点在于制备简单，用法舒适，副作用小，药力专注，疗效确切。

综上所述，我们在预防PONV上使用合谷、内关穴吴茱萸贴敷，取得了良好的效果，操作简单方便，有效率高，值得推广。

参考文献

[1]Ewalenko P,Janny M ,Dejonckheere M,et al.Antiemetic

effect of subhypnotic doses of propofol after thyroideetomy[J].Br J Anaesth,1996,77(4):463-467.

[2]张金梅.中药穴位贴敷治疗肺炎的临床实践和护理探索[J].中国医药指南,2014,12(18):326-327.

[3]葛亚男,杨珠英,陈丹玲.中药穴位贴敷配合护理治疗小儿肺炎的疗效观察[J].临床合理用药杂志,2014,7(9):123-124.

[4]徐燕,王卫凯,田莉.穴位贴敷辅助治疗小儿肺炎的临床护理体会[J].中医临床研究,2012,4(20):79-80.

[5]许荣,刘伟,张丽. 中药穴位贴敷预防化疗呕吐临床分析[J].内蒙古中医药,2013,32(36):91.

[6]李飞.方剂学[M].北京:人民卫生出版社,2002.

[7]Wu CL, Hung CR, Chang FY, et al. Effects of evodiamine on gastrointestinal motility in male rats[J].Eur J Pharmol,2002,457(2/3):169-l76.

[8]Wang L, Hu CP, Deng PY, et al. The protective effects of rutaecarpine on gastric mueosa injury in rats[J].Planta Med,2005,71(5):416-419.

[9]陈进莲,陈伟月,陶芝英.按压内关穴配合生姜片含服防治妇科术后恶心呕吐的效果观察 [J].国际医药卫生导报,2013,19(13):2053-2056.

[10]王茵萍,蔡红,周静珠,等.皮部理论与穴位贴敷疗法的相关性[J].中华中医药杂志,2012,27(6):1554-1557.

（朱　晴　王　巍　吴　琴）

儿童骨折早期治疗中服用中药配方免煎颗粒剂依从性的观察

[摘要]

目的： 评估中药配方免煎颗粒剂在儿童骨折中应用的依从性。**方法：** 选择于台州骨伤医院就诊的 106 例外伤性骨折的儿童，年龄 8 ～ 12 岁，其中上肢骨折 73 例，下肢骨折 33 例，经闭合手法整复后骨折端复位满意，以夹板外固定，病程在 1 周以内，受伤部位有疼痛、压痛、肿胀、瘀斑和功能障碍等症状。将 106 例患儿分为中药免煎颗粒剂组（A组）和中药饮片煎剂组（B组），A组 54 例，男童 35 例，女童 21 例，B组 52 例，男童 32 例，女童 18 例，两组性别、年龄、发病时间、骨折类型差异均无统计学意义。本组患儿根据骨折部位均口服了自拟方剂上肢骨折早期方和下肢骨折早期方，每日一剂，分两次口服。中药配方免煎颗粒为干法制粒和分装而制成的一系列单味中药颗粒，根据处方配药合成，用开水冲泡 100mL；中药饮片根据处方配药后利用自动中药煎药机制作，每袋 100mL。对患儿的服药依从性进行调查，分析两种剂型的儿童接受程度。**结果：** 服用第 1 天，A 组和 B 组的接受率差异有统计学意义（ $P=0.029$ ）；服用第 3 天，A 组和 B 组的接受率差异有统计学意义（ $P=0.016$ ）；服用第 7 天，A 组和 B 组的接受率差异有统计学意义（ $P=0.034$ ）。**结论：** 中药配方免煎颗粒治疗儿童骨折的接受度明显高于传统的饮片煎剂。

[关键词]

中药配方免煎颗粒；儿童骨折；中药饮片；中医学

儿童外伤性骨折是小儿骨科临床常见病，通过中医传统手法整复，小夹板外固定常可取得良好疗效[1]，但骨折早期常有患肢肿胀、疼痛，皆因骨断筋伤瘀血阻滞，中药内服治疗是中医骨伤重要的治疗手段[2]，充分体现了中医学的博大精深。而儿童口服中药汤剂一直是比较棘手的问题，如何让儿童接受服药并且符合儿童的口味，使其接受是临床药师的课题之一。中药配方免煎颗粒剂中药是近年来新研发的新型中药制剂，具有方便、容易接受等优点，临床应用日益广泛。我们结合台州骨伤医院小儿骨科的优势推广应用中药配方免煎颗粒剂，取得较好效果，现报道如下。

1. 资料和方法

1.1 病例选择及分组

选择就诊于台州骨伤医院的 106 例外伤性骨折儿童，年龄 8～12 岁，其中桡骨远端骨折 30 例，肱骨髁上骨折 43 例，小腿胫骨骨折 33 例，经闭合手法整复后骨折端复位满意，以夹板外固定，病程在 1 周以内。患儿受伤部位有疼痛、压痛、肿胀、瘀斑和功能障碍等症状。将 106 例符合上述标准的骨折患儿分为中药免煎颗粒剂组（A 组）和中药饮片煎剂组（B 组），A 组 54 例，男童 35 例，女童 21 例，B 组 52 例，男童 32 例，女童 18 例，两组性别、年龄、发病时间、骨折类型分布差异均无统计学意义。

1.2 处方药物组成

自拟方剂上肢骨折早期方和下肢骨折早期方。

上肢骨折早期方：红花 2g，三七 3g，丹参 5g，泽兰 3g，赤芍 5g，牡丹皮 5g，陈皮 3g，甘草 3g，六神曲 3g，元胡 3g，木香 3g，饴糖 2g。

下肢骨折早期方：泽兰 3g，丹参 5g，赤芍 3g，红花 2g，川牛膝 3g，白芍 3g，白芷 5g，广藿香 3g，陈皮 2g，木香 2g，炒山楂 5g，甘草 3g，元胡 2g，三七 5g，饴糖 2g。

1.3 药物服法

本组患儿根据受伤的部位分别服用上肢或下肢骨折早期方，每日一剂，分两次口服。中药配方免煎颗粒为干法制粒和分装而制成的一系列单味中药颗粒，根据处方配药合成，用开水 100mL 冲服，分两次口服，早晚各服 50mL；中药饮片利用中药自动煎药机制作，每袋 100mL，分两次口服，早晚各 50mL。

2. 结果

中药口服后骨折疼痛明显减轻，一周后肿胀消退，两种剂型的中药临床效果无差异。

服用第 1 天，A 组和 B 组的接受率差异有统计学意义（ $P=0.029$ ）；服用第 3 天，A 组和 B 组的接受率差异有统计学意义（ $P=0.016$ ）；服用第 7 天，A 组和 B 组的接受率差异有统计学意义（ $P=0.034$ ）。说明中药免煎颗粒剂组（A 组）比中药饮片煎剂组（B 组）更易让患儿接受，见表 1。

表 1　两组患儿服用药物各时间点接受情况

组别	n（例）	服用第 1 天		接受率（%）	服用第 3 天		接受率（%）	服用第 7 天		接受率（%）
		接受	拒绝		接受	拒绝		接受	拒绝	
A 组	54	49	5	90.74%	41	13	75.93%	38	16	70.37%
B 组	52	39	13	75.00%	32	20	61.54%	25	27	48.08%

3. 讨论

儿童骨折是临床常见的一种疾病，伤后瘀血所致局部肿胀、疼痛是损伤早期最常见的症状之一[3]。西医认为：骨折后，局部发生组织失活、出血、凝血等，随即发生由组胺、5-羟色胺、缓激肽、前列腺素和花生四烯酸等炎症介质引起的炎症反应，微血管先短暂收缩，继而发生扩张和充血，血管通透性增高，水电解质和血浆蛋白渗入组织间隙，同时中性粒细胞和单核细胞从血管移出，进入组织间隙，于是出现受伤局部肿胀、青紫、瘀斑，继而有疼痛等临床表现[4]。中医学认为：骨折后筋骨折断，筋脉受损，血溢脉外积聚成淤，瘀血阻滞筋脉，不通则痛。因此，中医治疗骨折是在整体观念指导下，以辨证论治为基础，调整机体的生理机能，重点是调理气血功能，以消除因骨折而产生的病理反应，达到治愈骨折的目的[5]。内治之法必须以活血化瘀为先，血不和则瘀不能去，瘀不去则骨不能接，故骨折早期中药治疗以活血化瘀、行气止痛为主要治法，以达到瘀血消散、肿胀消退、疼痛减轻的目的。经典的方剂有桃红四物汤、复元活血汤、血府逐瘀汤等。

活血化瘀和行气止痛方剂的组成药物性味大多为辛、苦味，入口口感较苦，患者较难接受，拒绝和放弃率较高，尤其是儿童，服用中药进行骨折损伤方面的治疗更是困难，如何改善这一现状？传统中药饮片煎剂因煎煮麻烦，费时费工，加之取药分量不易做到精确，在药物剂量上没有标准化的操作，易出现药物重量的偏差、煎煮的汤剂剂量难统一，口感不好等情况，在一定程度上制约了中药的运用和疗效的提高。我们采用了新型的中药配方免煎颗粒和全自动配药流程。采用的现代先进技术开发生产的新型中药制剂具有药物产地同一、炮制规范、循环萃取、瞬间浓缩、性味保全、质量可控、疗效可靠、方便患者、即服即冲、质轻便携、口感好等优点。配方颗粒剂的不良反应少，能够进一步提高临床用药的安全性。特别适合当今快节奏的生活方式，受到患儿的欢迎，大大提高了儿童骨折后口服中药的使用率和治疗效果。

参考文献

[1]何嘉琪,李国霞.中药配方颗粒剂的临床应用评价[J].现代养生(下半版),2018,(9):159-160.

[2]罗学凤.浅析中药配方颗粒剂在临床应用的优势及局限性[J].云南中医中药杂志,2014,35(6):104-106.

[3]Fabricant PD,Lakomkin N,Sugimoto D,et al.Youth sports specialization and musculoskeletal injury:a systematic review of the literature[J].Phys Sportsmed, 2016,44(3):257-262.

[4]Falciglia F,Guzzanti V,Di Ciommo V,et al.Physiological knee laxity during pubertal growth[J].Bull NYU Hosp Jt Dis,2009,67(4):325-329.

[5]周一飞,余洋,张小磊,等.手术与手法复位治疗踝关节骨折的临床疗效分析[J].中国骨伤,2012,25(5):404-406.

（李　李　黄进贵　汪　超）

220例老年腰椎间盘突出症患者中医体质辨识

腰椎间盘突出症是指在腰椎间盘退变的基础上，纤维环破裂后髓核突出压迫神经根、马尾神经，造成以腰腿痛为主要表现的疾病，是骨科最为常见的疾病之一，中医典籍中谓之"腰痛""腰腿痛""痹证"等。该病是临床多发病、疑难病，除外科手术外，缺乏有效的根治手段，严重干扰患者的日常生活和工作。本研究运用中医体质辨识方法，对220名在台州骨伤医院住院治疗的老年腰椎间盘突出症患者进行中医体质辨证分型，探讨该病不同中医体质类型的特征，以指导腰椎间盘突出的中西医治疗，现报道如下。

1. 资料与方法

1.1 一般资料

腰椎间盘突出症的诊断依据：参照《中医病证诊断疗效标准》[1]拟定。选择2019年3月至2019年10月台州骨伤医院收治的220例腰椎间盘突出症患者，男性112例，女性108例，年龄60～82岁，平均年龄（65.23±2.78）岁。

1.1.1 病史

扭伤腰痛病史或慢性腰肌劳损病史。

1.1.2 症状及体征

典型的腰椎间盘突出症状，腰部及下肢疼痛麻木，反复发作，以及受压迫的坐骨神经痛症状，患侧直腿抬高及牵拉试验阳性。

1.1.3 影像学特征

X线片示脊柱侧弯，腰椎生理前凸消失，相邻边缘有骨赘增生；CT、MRI检查可显示腰椎间盘突出的部位及程度。

1.2　纳入标准

入院后同意签订《中医体质辨识知情同意书》，完全了解中医体质辨识内容，能完成中医体质辨识表的患者。

1.3　排除标准

①不能完全理解中医体质分型和不能完成中医体质辨识，治疗前未签订《中医体质辨识知情同意书》者。②确诊患有某种精神疾病或生活不能自理者。③其他条件不适宜者。

1.4　研究方法

先由经过培训合格的中医师对患者进行问卷逐条询问填写，填写老年中医体质辨识量表，再将问卷资料输入计算机。采用"北京炎黄东方中医体质辨识系统"进行体质辨识，判定体质参照王琦的9分法[2]，对临床患者体质分析与判定分为平和质、气虚质、阳虚质、阴虚质、痰湿质、湿热质、瘀血质、气郁质、特禀质等。本次研究共220例患者符合纳入标准，其中男性112例，女性108例。

2. 结果

腰椎间盘突出症患者各体质类型人数及比例，见表1。

表1　腰椎间盘突出症患者9种体质类型人数及所占比例（ n ，%）

体质类型	男性	女性	合计
平和质	3（2.60）	2（1.85）	5（2.27）
气虚质	18（16.12）	16（14.81）	34（15.45）
阳虚质	24（21.42）	19（17.59）	43（19.54）
阴虚质	20（17.85）	25（23.14）	45（20.45）
血瘀质	18（16.07）	15（13.88）	33（15.04）
痰湿质	10（8.92）	11（10.18）	21（9.54）
湿热质	13（11.67）	12（11.11）	25（11.36）
气郁质	4（3.57）	8（7.44）	12（5.45）
特禀质	2（1.78）	0	2（0.9）
总计	112（100）	108（100）	220（100）

3. 讨论

本次临床调查的腰椎间盘突出症患者年龄均大于 60 岁。结果显示：阴虚质、阳虚质、气虚质比例排列前三，分别为阴虚 45 人（20.45%）、阳虚 43 人（19.54%）、气虚 34 人（15.45%），此 3 种虚症类型占上述 9 种体质类型人数的 55.44%。中医认为，肾为水火之脏，寓真阴与真阳，火为阳，水为阴，火和水构成了肾阳和肾阴，肾又是五脏阴阳之本，肾化气成精、化精成气支撑人体的生命活动。老年患者具有近天癸竭、五脏皆衰的生理特点，因年老体衰，脏腑功能减退，元气不足，卫气虚损，气虚无力推动血行，随年龄的增长正气日衰，脏腑功能逐渐减退，精气虚衰，致气虚精亏，肾精的衰损。《诸病源候论·腰脚疼痛候》指出："肾气不足，受风邪之所为也，劳伤则肾虚，虚则受于风冷，风冷与正气交争，故腰脚痛。"《骨空论》云："督脉为病脊强反折，腰不可以转摇，急引阴卵"。《灵枢·经脉》云："膀胱足太阳也，是动则病冲头痛，模绪脱，项如拔，脊痛，腰似折"。肾脉贯脊抵腰中，督脉亦贯脊入腰，膀胱之脉挟脊低腰中，足少阴肾经与足太阳膀胱经相表里，腰为肾所居之处，故《素问·脉要精微论》云："腰者肾之府，转摇不能肾将惫矣"。可见，腰痛与肾虚有密切关系。

本资料表明，肾虚是老年腰椎间盘突出患者的主要中医体质类型特点。在临床治疗中，因老年人生理方面的特殊性，其治疗方法不同于中青年，故临床上采用多样化综合治疗原则，用药宁少勿多，先保守，后有创。腰痛临床虽有多种证型，但肾亏是其主因，尤其是老年人，应重视补肾益精，调畅经络，活血补气，祛疲则不通者可通，补肾则不荣者可荣[3-5]。通过中医体质辨识，可以清楚了解老年腰椎间盘突出患者的体质类型，提出合适的治疗方案，并可充分发挥中医防治腰椎间盘突出的治未病的特点，即未病先防、既病防变，这对改善老年患者生存状况和提高其生活质量有很大的指导作用。

参考文献

[1]国家中医药管理局.中医病证诊断疗效标准[M].南京:南京大学出版社,1994.

[2]王琦.9种基本中医体质类型的分类及其诊断表述依据[J].北京中医药大学学报,2005,28(4):1-8.

[3]姜荣华."肾虚腰痛"治疗刍议[C].中华中医药学会、河南省鹤壁市人民政府.全国第二届中医中西医结合肾脏病临床进展学术研讨会论文集.中华中医药学会、河南省鹤壁市人民政府:中华中医药学会,2007:195-197.

[4]周平,王伯清,祝玉朴.腰椎间盘突出症从肾虚论治疗效观察[J].山东中医药大学学报, 2003,27(4):283-284.

[5]刘钟华,闻辉,赵文海.刘柏龄教授腰椎退行性疾病治疗经验总结[J].中国医药科学,2015,5(19):91-93.

（彭丽娜）

川黄燥湿汤熏洗联合克氏针固定治疗指骨骨折伴慢性骨髓炎 7 例

[摘要]

目的：探讨中药外洗结合克氏针固定，对指骨骨折伴慢性骨髓炎的疗效。**方法：**收治 7 例指骨骨折伴慢性骨髓炎患者，均采用彻底清创和川黄燥湿汤熏洗，在彻底康复后，给予克氏针内固定治疗。**结果：**所有患者慢性骨髓炎均痊愈，无再次感染。克氏针内固定术后，无固定松动、针道感染等并发症，骨折均顺利愈合。**结论：**川黄燥湿汤中药熏洗对慢性骨髓炎有良好的效果，配合应用克氏针固定治疗，可促进骨折愈合，具有良好的疗效。

[关键词]

指骨骨折；骨髓炎；克氏针；川黄燥湿汤；中药熏洗

指骨骨折是临床上常见的创伤性骨折之一，一般多采用克氏针或微型钢板固定等治疗。但是，有部分骨折患者行克氏针内固定术后，由于多种因素，出现慢性骨髓炎，治疗较为棘手[1-3]。笔者于 2015 年 9 月—2019 年 7 月，共收治 7 例手部指骨骨折伴慢性骨髓炎患者，采用中医特色疗法结合克氏针固定治疗，慢性骨髓炎均顺利康复，骨折完全愈合，取得良好的效果。现将治疗体会报道如下。

1. 临床资料

1.1 一般资料

7 例患者均为手部指骨骨折，其中男 4 例，女 3 例，年龄 27～48 岁，病程 4～8 个月。致伤原因均为砸压伤。第二指骨骨折 3 例，第三指骨骨折 4 例，均经 X 线片和血常规检查予以确诊。所有患者均为骨折后采用克氏针内固定并继发慢性骨髓炎，导致患指肿胀、疼痛，骨折不愈合，有明显的窦道形成，且窦道口有肉芽组织增生；患者伴有明显的恶寒、全身发热症状。

1.2　治疗方法

1.2.1　中药熏洗

给予患者高维生素、高蛋白饮食支持治疗，并选择常规抗生素静脉滴注。取患指两侧切口，切开后清除内部脓液及坏死组织，并探查寻找有无死骨块。清创过程中，应力求将所有坏死物清除干净，以免感染反复发作。

清创完成后，用川黄燥湿汤水煎液约出 3000mL 液体熏洗窦道，每次熏洗时间约 30 分钟，每日熏洗 1 次。熏洗完成后，用纱布条引流。经持续中药熏洗，待患指的炎症完全消失，切口和窦道顺利愈合后（见图 1和 2），进行骨折的再次内固定手术。

川黄燥湿汤的中药配方：川牛膝 30g，生大黄 30g，赤芍 20g，苍术30g，土茯苓 30g，蒲公英 30g，夏枯草 20g，透骨草 20g，黄柏 30g，地丁30g，甘草 10g，白头翁 30g。

1.2.2　克氏针固定

取患指背侧正中切口，完全暴露骨折部位，按照骨折复位原则，将骨折远近端对位，若之前清创过程中已剔除一部分死骨，则将断端的骨痂部分和剩余小骨片与骨折端对齐。所有患者均行克氏针交叉内固定术，予以纵行穿针，将克氏针的尾部留于患指背侧皮外（见图 3）。术中如有必要，可配合指骨夹板或功能位石膏外固定。所有患者术后常规行抗感染治疗 3 天以上，并嘱患者对患指的保护和无菌原则，密切观察其有无再次发生慢性骨髓炎。

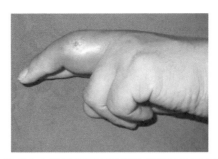

图 1　患者左中指骨折后出现慢性骨髓炎患指肿胀明显

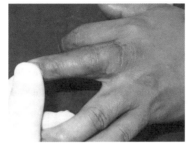

图 2　患指行彻底清创、川黄燥湿汤熏洗治疗后，慢性骨髓炎彻底痊愈

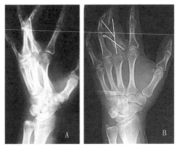

图 3　左中指骨骨折 X 线片（左为第 1 次内固定术后出现骨髓炎，久不愈合；右为清创、
　　　中药熏洗后，第 2 次克氏针内固定）

2. 结果

　　7 例患者经严格清创、川黄燥湿汤剂的熏洗后，患指的脓肿、骨髓炎症状均顺利康复，无反复发作。所有患者手术顺利，克氏针固定位置良好，经 6 ～ 12 个月随访，骨折顺利愈合，患指功能恢复良好，未再次发生骨髓炎。

3. 讨论

随着社会经济的快速发展，指骨创伤性骨折的发病率呈逐渐上升趋势。目前治疗的主要方式是骨折切开复位、克氏针或微型钢板内固定治疗[4-8]。但是，部分患者在治疗过程中，由于术者自身的无菌观念不强，或术中对碎小骨片清创不彻底导致形成死骨，术后没有及时合理地给予常规抗炎用药，导致伤口严重感染等原因，导致内固定术后出现慢性骨髓炎[9-10]。

患者出现慢性骨髓炎时，其临床症状往往表现为患指的红肿、胀痛，窦道形成，甚至窦道口出现肉芽组织等改变，若炎症加重期，可伴有全身发热、恶寒等表现[8]。慢性骨髓炎患者血常规可见白细胞计数明显增加，X线片检查可见死骨块出现或病灶范围广泛、有新骨包壳等表现。该病发病率高，病程长，而且易反复发作，一直是骨伤科治疗的棘手问题。近年来，有学者研究发现，采用中药熏洗或外敷结合西医清创治疗疗效明显[6-8]。本研究中的7例指骨骨折伴慢性骨髓炎患者，均在彻底清创术后，采用川黄燥湿汤剂熏洗治疗，疗效明显，证实了上述学者的观点。

在中医学中，慢性骨髓炎被称为"跗骨疽"。在《黄帝内经·灵枢》的《痈疽》篇里有："热气淳盛，下陷肌肤，筋髓枯，内连五脏，血气竭，当其痈下，筋骨良肉皆无余，故名曰疽"。中医认为，慢性骨髓炎的发病原因主要为外伤或正气亏虚，导致热毒邪气侵袭肌肉筋骨，气滞血瘀而化热，转而化脓，邪毒湿热内胜，深入骨髓。中医治疗讲究外治为主，以川黄燥湿汤清热解毒、燥湿化瘀。该方中所用的川牛膝，其攻破之力较胜，有活血通经、祛瘀止痛之效；生大黄可攻积滞，清湿热，泻火凉血，祛瘀解毒；赤芍也是清热凉血、散瘀止痛之要药；诸药配伍，在彻底清创的基础上熏洗患处，可达到良好的治疗效果。

本研究的7例患者为避免骨髓炎再次发作，均在慢性骨髓炎的炎症彻底痊愈后，二期给予克氏针内固定治疗。部分患者在清创过程中会剔除小块死骨，故再次内固定时，应注意将剩余的骨痂与远端对齐，以不影响后期的骨性愈合过程。内固定术后，应加强预防感染的措施，应用抗生素，保护患处，避免再次感染。

参考文献

[1]郭建刚,王新卫,李勇军,等.慢性骨髓炎中医药治疗的思路[J].中医正骨,2008,20(11):67-69.

[2]李晓峰,苗祥斌,金福庆等.中药内服加外浴治疗指骨骨髓炎[J].中医药信息,2001,18(4):32.

[3]刘增兵,贾杰,武志辉等.自制克氏针外固定架结合掌背动脉岛状皮瓣治疗慢性指骨骨髓炎[J].中国骨与关节损伤杂志,2014,29(11):1174-1175.

[4]Lazzarini L,Mader JT,Calhoun JH.Osteomyelitis in long bones[J].J Bone Joint Surg(Am),2004,86(10):2305-2318.

[5]王春丽,白玉.手术联合参茸疬疽丸治疗虚寒型慢性骨髓炎的临床研究[J].中医正骨,2014,26(2):16-17.

[6]Kakinoki R,Ikeguchi R,Nakamura T.Second dorsal metacarpal artery muscle flap: an adjunct in the treatment of chronic phalangeal osteomyelitis[J].J Hand Surg Am,2004, 29(1):49-53.

[7]Judhan R J,Maharaj S R,Perry A , et al.Charcot-Marie-Tooth disease presenting as a nonhealing ulcer in a 26-year-old man[J]. Microsurgery,2012, 32(3):223-226.

[8]田敏涛,李一,徐吉海,等.三维微型钢板内固定治疗掌指骨骨折[J].中医正骨,2015,27(3):64-65.

[9]Pang HN,Yi-Liang-Lee J,Beng-Hoi-Tan A , et al.Pincer nails complicated by distal phalangeal osteomyelitis.[J]. JPRAS,2009,62(2):254-257.

[10]Kakinoki R,Ikeguchi R,Nakamura T,et al.Second dorsal metacarpal artery muscle flap: an adjunct in the treatment of chronic phalangeal osteomyelitis.[J].JJ Hand Surg Am,2004,29(1):49-53.

（伍辉国　戚　诚　张崇建　杨剑聪）

中医正骨手法复位经皮穿针内固定
治疗掌骨颈骨折

[摘要]

目的:探讨应用中医正骨手法结合经皮穿针内固定治疗掌骨颈骨折的临床疗效。**方法:**2017年4月—2020年11月,对22例掌骨颈骨折患者的治疗效果进行回顾性分析,其中男12例,女10例,年龄18～50岁,平均年龄27.1岁。左侧8例,右侧14例。受伤至治疗时间30分钟至10天,中位时间3天。术后随访观察骨折愈合、并发症及手部功能恢复情况。**结果:**所有患者均无明显并发症发生,按照中华医学会手外科学会上肢部分功能评定试用标准评定疗效,优13例,良6例,可3例,差0例,优良率为94.2%。**结论:**中医正骨手法复位结合经皮穿针内固定治疗掌骨颈骨折,具有手术时间短、损伤小、费用低廉,可最大限度地恢复患者手功能等优点,是一种简便、易行的手术方法,更符合骨折治疗新理念及生物学固定的要求,适合基层医院开展。

[关键词]

掌骨颈;骨折;中医手法;经皮穿针;微创性;内固定

掌骨颈骨折是发生在掌骨颈部的骨折,又称为拳击者骨折,是手外伤中的常见骨折之一,此类骨折对复位要求比较高,若治疗不当,常造成手部功能的部分丧失。我院于2017年4月—2020年11月,对22例采用中医正骨手法复位结合经皮穿针内固定方法治疗的掌骨颈骨折患者进行回顾性分析,现报告如下。

1. 临床资料

本组 22 例患者中，男 12 例，女 10 例，年龄 18 ~ 50 岁，平均年龄 27.1 岁。

损伤部位与类型：左侧 8 例，右侧 14 例，全部为新鲜闭合性骨折。

致伤原因：拳击伤 18 例，跌倒摔伤 2 例，车祸伤 2 例。

受伤至治疗时间为 30 分钟至 10 天，中位时间 3 天。

2. 治疗方法

2.1 手术方法

采用臂丛神经阻滞麻醉，患者取平卧位，患肢外展旋前位，常规消毒铺巾，术者一手握住患者手掌并固定近侧骨折端，另一手握住患指采用"折顶"法并将掌指关节屈曲至 90°，使掌指关节两侧侧副韧带处于紧张状态，以近节指骨基底部的关节面顶住掌骨头，此时术者沿近节指骨纵轴用力向背侧推顶，同时另一手拇指从背侧将近侧骨折端向掌侧按压，使骨折端复位。经 C 形臂机透视证实骨折端对位、对线满意后，术者维持复位，助手用直径 1.2mm 的克氏针由第五掌骨尺侧或第二掌骨桡侧骨折远段距骨折线约 0.5cm 处水平进针穿至第四掌骨颈或第三掌骨颈过两侧皮质，取另一枚直径 1.0mm 的克氏针从第五掌骨尺侧或第二掌骨桡侧髁间窝处进针至掌骨基底部予以斜行固定骨折端，透视下活动掌指关节，观察骨折端是否稳定，以及克氏针穿出长度是否合适后，术中摄 X 线片，折弯剪短固定的克氏针。

2.2 术后处理

术后为防止克氏针针孔感染，每天在针孔处用碘伏或 70% 酒精消毒，口服抗生素 2 天，并可口服活血止痛汤，每日一剂。首煎用水 500mL 煎成 200mL 药液，再用水 300mL 煎渣，煎为 150mL 药液，把首煎及复煎药液混合，分 2 次早、晚餐前服下。

药物组成：当归 12g、川芎 6g、赤芍 9g、乳香 6g、没药 6g、苏木 5g、红花 6g、地鳖虫 3g、三七 3g、陈皮 5g、落得打 6g、紫荆藤 9g。

术后 4 周去除石膏外固定，在疼痛可忍受范围内指导患者行掌指关节及掌腕关节的主动屈伸锻炼，1 ～ 2 次 /d，术后 5 ～ 6 周骨折端无明显压痛及纵向叩击痛，予以复查手部 X 线片，显示骨折线模糊，可拔除克氏针。待针孔完全愈合后嘱患者至康复科行蜡疗、中药熏洗以软化局部瘢痕[1-2]，并进行掌指关节及掌腕关节的主被动屈伸功能锻炼。

2.3　随访

本组 22 例患者均获得随访，随访时间 3 ～ 15 个月，中位时间 6.5 个月，术后 6 个月内定期在我院门诊复查，6 个月后电话随访，主要随访内容为局部皮肤情况、针孔情况及克氏针内固定情况，影像学检查结果以及手指屈伸情况等。骨折愈合时间 4 ～ 5 周，平均 4.5 周，无明显并发症发生。按照中华医学会手外科学会上肢部分功能评定试用标准[3]评定疗效，优 13 例，良 6 例，可 3 例，优良率为 94.2 %。典型病例情况见图 1。

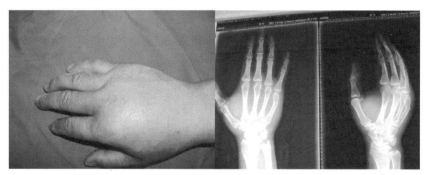

术前手部情况　　　　　　　　术前手部 X 线片

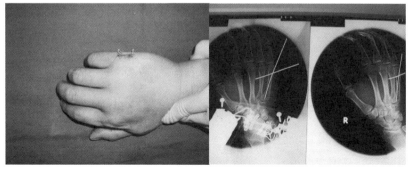

术后手部情况　　　　　　　　术后手部 X 线片

图 1　患者男性 37 岁，拳击伤致右第五掌骨颈骨折

3. 讨论

手是人体最复杂、最精细的运动器官。手功能建立在精细而复杂的手部解剖结构的基础上。掌骨颈骨折是临床常见的手部骨折之一。掌骨颈骨折占成人骨折的 0.05%，占成人手部骨折的 0.28%，最常见的损伤原因为间接暴力，即伸腕握拳撞击坚硬的物体，比如拳击伤、跌伤，掌骨头部有近节指骨的遮掩和保护而导致掌骨颈的骨折，以第二、五掌骨颈骨折最为常见，常为横行的骨折，由于骨间肌的牵拉作用，易出现再次移位和成角畸形，属于不稳定的骨折[4]。如果治疗不当，容易导致掌指关节的功能丧失或骨性关节炎；对掌骨颈骨折的治疗，仍然具有挑战性，骨折复位的质量与骨关节炎的发生密切相关。手是精细的运动器官，恢复手部功能是治疗手部损伤的最终目的[5]，因此不但要恢复骨折端的对位、对线，而且要予以维持固定，但是掌骨颈部骨折复位容易，主要困难是如何有效地固定来维持复位。

目前治疗方法很多，我们都在不同例数的病例中应用过，虽取得了一定疗效，但都存在不同程度的问题，均难以维持解剖复位，大体上分为两类：①手法复位外固定，如闭合复位石膏托外固定或绷带卷外固定[6]等，石膏固定操作时间长，且固定过程中容易再次移位，固定不当常常可导致掌指关节半脱位。②切开骨折复位内固定[7-8]，不但创伤大，术中往往需要切开腱帽组织，破坏关节囊的结构，术后可导致肌腱及关节韧带的粘连、关节囊挛缩，影响手指的功能，而造成关节僵硬，且容易破坏骨折端血运。另外，钢板、螺钉直接置于肌腱之下，会刺激肌腱，导致指伸肌腱粘连、断裂等并发症的发生[9]。不但不够方便、经济，而且还增加了患者的痛苦，增加患者的医疗费用。

应用中医正骨手法复位结合经皮穿针内固定为掌骨颈骨折的治疗提供了一种理想的固定方法，该手术的优点：①解决了"固定难"的问题，该方法使用 2～3 根克氏针内固定，术后内固定牢固，本组无一例出现克氏针折断、滑脱情况。②该术式属微创手术[10-13]，避免了切开复位的创伤，保护了骨膜的完整性，避免破坏骨折端的血运，更有利于骨折端的愈合。

③术后克氏针针尾留于皮外，避免二次手术的创伤，降低医疗费用，减轻患者负担。④术后可早期进行功能锻炼，防止肌腱粘连及创伤性骨关节炎的发生，使患者手功能更好地恢复。

本组患者治疗结果显示，中医正骨手法复位结合经皮穿针内固定治疗掌骨颈骨折，具有手术时间短、损伤小、费用低廉，可最大限度地恢复患者手功能等优点，是一种简便、易行的手术方法，更符合骨折治疗新理念及生物学固定的要求，适合基层医院的开展。

参考文献

[1]田建,芮永军,糜菁熠,等.微型外固定支架结合有限内固定治疗开放性粉碎性掌指骨骨折[J].中华手外科杂志,2013,29(1):4-6.

[2]江克罗,叶恒力,张文正,等.海桐皮汤熏洗在掌指骨骨折中后期康复中的应用[J].中医正骨,2016,28(10):69-71.

[3]潘达德,顾玉东,侍德,等.中华医学会手外科学会上肢部分功能评定试用标准[J].中华手外科杂志,2000,16(3):130-135.

[4]张英泽.临床创伤骨科流行病学[M].北京:人民卫生出版社,2009.

[5]韦加宁.手外科手术图谱[M].北京:人民卫生出版社,2003.

[6]傅捷,衷鸿宾,徐明球,等.石膏指夹板治疗掌骨颈骨折26例[J].骨与关节损伤杂志,2003,18:271-272.

[7]劳杰,顾玉东,徐建光,等.掌骨头关节内骨折的治疗[J].中华手外科杂志,2004,20(4):213-215.

[8]王欣,陈宏,薛建波,等.微型钛板钉内固定治疗掌骨头颈部骨折[J].骨与关节损伤杂志,2004,19(12):840-841.

[9]陈海友,张美程,朱建富.交叉克氏针与微型钢板治疗掌指骨骨折比较[J].中医正骨,2011,23(2):55-56.

[10]江克罗,伍辉国,张文正,等.手法复位经皮穿针内固定治疗近节指骨粉碎性骨折[J].中医正骨,2014,26(12):46-47.

[11]江克罗,伍辉国,张文正,等.手法复位经皮穿针内固定治疗第4、5

掌骨基底部骨折合并腕掌关节脱位[J].中医正骨,2014,26(7):33-34.

[12]江克罗,伍辉国,张文正,等.闭合复位经皮穿针内固定治疗Bennett骨折[J].中医正骨,2015,27(4):54-55.

[13]江克罗,张文正,黎小艇,等.手法复位结合经皮穿针内固定治疗跖、趾骨骨折的临床疗效[J].实用手外科杂志,2019,33(1):26-28.

（江克罗　李　灏　朱文伟　钟文华　叶建清）

筋骨病的中医认识与现代研究进展

筋骨病是由于人体自然退变，并因创伤、劳损、感受外邪、代谢障碍等因素，加速其退变造成脊柱、骨与关节、骨骼肌等部位筋骨动静力平衡失调，出现全身和局部的疼痛、肿胀、麻木、肌肉萎缩、活动受限等症状体征的综合征[1]。中医称之为"筋痹""骨痹""痿证"，其临床表现又与颈椎病、腰椎间盘突出症、腰椎管狭窄症、骨质疏松症、骨关节病等多种疾病有一定的关联，好发于脊柱、颈椎、腰椎、膝关节、髋关节及远侧指间关节。随着年龄增长、生活方式的改变及慢性劳损的加剧，该病已成为骨科的多发病、常见病。本文对筋骨病的中医认识及现代研究做一综述。

1. 筋骨病的中医认识

筋是筋膜、肌腱、韧带、肌肉、关节软骨等的总称，为机体联络之纽带。骨，包括骨骼与关节，为全身之支架。筋病影响肢体活动，骨病则引起负重及支架功能障碍。中医认为"筋为刚""骨为干"，筋骨病亦是古代病名"筋痹""骨痹"的演变。

1.1　筋痹的中医认识

1.1.1　筋痹的病名

筋痹之名最早见于《黄帝内经》[2]。《素问·长刺节论》中曰："病在筋，筋挛节痛，不可以行，名曰筋痹"。历代医家按筋痹发病时令、五脏合五时五体理论各有论述[3]。《素问·痹论》："以春遇此者为筋痹"。巢元方《诸病源候论》曰："其以春遇痹为筋痹，则筋屈"。《华佗神方·论痹》曰："大凡风寒暑湿之邪，入于心者，名曰血痹；入脾者名肉痹；入肝者名筋痹"。《症因脉治·痹证论》中有"肝痹，即筋痹也"。

1.1.2　筋痹的病因病机

历代医家及著作对筋痹病因病机见解各异。《灵枢·刺节真邪》曰：

"虚邪之中人也，洒淅动形，起毫毛而发腠理，其入深……搏于筋，则为筋挛"，可见外感六淫邪气是筋痹的重要外因。《诸病源候论·风病诸候上》记载："此由体虚腠理开，风邪在于筋故也。春遇痹，为筋痹，则筋屈，邪客关机，则使筋挛"，认为筋痹的成因是由正虚邪侵。《素问·痹论》曰："筋痹不已，复感于邪，内舍于肝"，可见筋痹内合于肝，与少阳密切相关[4]。正如《素问·四时刺逆从论》曰："少阳有余，病筋痹，胁满"。张景岳于《类经·六经痹疝》中述："少阳者，相火之气也，其合肝胆，其主筋，其脉行于胁肋，故少阳之邪有余者，当病筋痹"[5]，认为筋痹发生是由于少阳相火之气有余，肝血不足，使肝之筋脉失于濡养而成筋痹[2]。《类经·脏脉六变病刺不同》中亦指出"皆血不足以养筋也"。由上可知筋痹的病因为内外合邪，素体虚弱，正气不足，感受风寒湿邪等六淫邪气使筋脉痹阻，筋膜失养，而成筋痹。

1.1.3　筋痹的症状

筋痹的主要临床表现为筋脉拘挛，关节疼痛。如《素问·长刺节论》记载筋痹的症状："病在筋，筋挛节痛，不可以行"。《类经·六经痹疝》中曰："少阳者，相火之气也，其合肝胆，其主筋，其脉行于胁肋，故少阳之邪有余者，当病筋痹胁满"，认为筋痹症状为胁满[5]。《类经·痹证》中有"肝痹者，夜卧则惊，多饮数小便，上为引如怀"，认为筋痹内舍于肝，密不可分[6]。筋痹感受寒热可表现为"盖逢寒则筋挛，故急。逢热则筋弛，故纵也"（《类经·痹证》）。筋痹的脉象亦有记载："肝脉……微涩为瘈挛筋痹"（《灵枢·邪气脏腑病形》）；"左关弦紧而数，浮沉有力，为筋痹"（《证治准绳·杂病痿痹门》）。由此可见，筋痹的症状大致可以归纳为筋脉拘挛，关节疼痛，胁满；而筋痹不已，内舍于肝则见肝痹，夜卧则惊，饮食多，小便数，脉象多弦、涩[2]。

1.1.4　筋痹的论治

《中藏经》记载："活血以补肝，温气以养肾，然后服饵汤丸"，认为筋痹的治法为补肝益肾，调气养血[7]。《太平圣惠方》《张氏医通》《证治准绳》《类证治裁》等多部专著记载用羚羊角散（汤）治疗筋痹，肢节酸痛，认为无论气血虚实的筋痹，皆可用羚羊角[8]。吴谦用加减小续命汤加羚羊角治疗筋痹虚证，增味五痹汤治疗筋痹实证。《千金翼方》用补肝汤治"两胁满，筋急不得太息"。《简明医彀·痹证》记载："治宜先攻风湿，定痛；次养血润燥滋阴"，认为筋痹的治法为祛风除湿，活血止痛，润燥滋阴[2]。《慈禧光绪医方选议》用祛风湿洗药治筋痹。另外，《内经》记载用针刺治疗筋痹，如《素问·调经论》中记载："病在筋，调之筋"。《素问·长刺节论》曰："刺筋上为故，刺分肉间，不可中骨也；病起筋炅，病已止"此为刺筋痹之法。

由上可知，历代医家审因论治，认为扶正祛邪是治疗筋痹的大法，治法有补肝益肾，调气养血，祛风除湿，活血止痛，润燥滋阴，温经通络等，多用汤药、丸散、针灸、熏蒸等方法治疗。

1.2 骨痹的中医认识

1.2.1 骨痹的病名

骨痹之名始见于《黄帝内经》[9]。《素问·长刺节论》中曰："病在骨，骨重不可举，骨髓酸痛，寒气至，名曰骨痹"。《素问·痹论》亦记载骨痹发病时令"以冬遇此者为骨痹"。《中藏经》曰："大凡风寒暑湿之邪……入于肾，则名骨痹"。《济生方》曰："骨痹之为病，应乎肾，其状骨重不可举，不遂而痛且胀"。

1.2.2 骨痹的病因病机

历代医家及著作对骨痹病因病机见解也各不相同。《灵枢·刺节真邪》曰："虚邪之中人也，洒淅动形，起毫毛而发腠理，其入深，内搏于骨，则为骨痹"。又如《诸病源候论·风病诸候上》中曰："其风冷则骨骺沉痛，按之乃应骨痛也"，可见骨痹形成的机理为外邪内侵，由表入里，由浅入深，聚搏于骨，则为骨痹[10]。《类经·痹证》中述："皮肉筋骨脉，皆有五脏之合，病在外而久不去，则各因其合而内连于脏矣"。"骨痹不已，复感于邪，内舍于肾"（《素问·痹论》），可知骨痹内合于肾，与太阳密切相关[11]。《素问·四时刺逆从论》曰："太阳有余病骨痹，身重"。《类经·六经痹疝》曰："太阳者寒水之气也，其合肾，其主骨，故太阳寒邪有余者，主为骨痹、为身重"[12]，认为骨痹发生是由于太阳寒邪有余而气血不足，使骨失于濡养而成骨痹。林佩琴《类证治裁》曰："骨痛筋挛，血脉凝涩"。刘宗厚言："冷痰多成骨痹"[13]，可见痰浊瘀血亦可致骨痹。

由上可知，骨痹的病因可归纳为正虚卫外不固，风寒湿邪等六淫邪气痹着于骨，使气血痰瘀痹阻，骨骼失养，而成骨痹。

1.2.3　骨痹的症状

骨痹的主要临床表现为骨重难举，骨髓酸痛。如《素问·长刺节论》记载："病在骨，骨重不可举，骨髓酸痛，寒气至，名曰骨痹"。《类经·六经痹疝》中曰："阳者寒水之气也，其合肾，其主骨，故太阳寒邪有余者，主为骨痹、为身重"，认为骨痹于肾相关，症状为身重[12]。《类经·痹证》中述："肾痹者，善胀，尻以代踵，脊以代头"[14]，又如清代戴绪安言："骨痹属肾，痛苦切心，四肢挛急，关节浮肿"，可见骨痹内舍于肾，密切相关[11]。张仲景首次提出骨痹的脉象。如《金匮要略》记载"寸口脉沉而弱"[15]。由此可见，骨痹的症状大致可以归纳为骨关节疼痛，骨重难举，活动受限；而骨痹内舍于肾则见身重，尻以代踵，脊以代头，脉象沉、弱。

1.2.4　骨痹的论治

《千金翼方》用八风十二痹散治疗骨痹[11]，主要功效为温经散寒，祛风除湿。《圣济总录·骨痹》应用补肾填精法治疗骨痹，强调了补益药的君药地位[10]。《医林改错·卷下》用活血化瘀法治疗骨痹[16]。《医宗金鉴》记载用加减小续命汤加虎骨或加狗脊治疗骨痹虚证，增味五痹汤治疗骨痹实证[17]。《张氏医通》曰："痹在骨，安肾丸"，认为骨痹的治法以补肾为主[18]。《素问·阴阳应象大论》记载用椒、姜、桂和酒煮沸熏蒸治疗骨痹。《太平惠民和剂局方》用碎补丸、乳香趁痛散、活络丹等丸散剂型治疗骨痹[18]。另外，《素问·调经论》中记载用针刺治疗骨痹，"病在骨，调之骨"。《素问·长刺节论》曰："骨痹，深者刺，无伤脉肉为故，其道大分、小分，骨热病已止"，此为刺骨痹之法。由上可知，骨痹的治疗须本着病初以祛邪为主，病久以扶正为主的原则，治法以培补气血、活血化瘀，补益肝肾、活血通络为主，多用汤药、丸散、针灸、熏蒸等多种方法治疗。

2. 筋骨病的现代研究

现代医学认为，慢性筋骨病主要可分为脊柱退行性疾病、骨代谢相关疾病以及骨关节疾病三大类[1]。主要包括颈椎病、椎间盘突出症、椎管狭窄症、骨质疏松症、骨关节病等多种病名，好发于脊柱、颈椎、腰椎、膝关节、髋关节及指间关节。

2.1 筋骨病的致病机理研究

筋骨病是一种复杂的、多因素的疾病，其发病往往与肥胖、炎症、增龄、遗传以及环境等因素有关。如骨关节炎是骨科临床上一种较为常见的关节疾病。研究表明，增加机械运动和改变生物力学是骨关节炎发病的重要因素。Hanaei S等[19]发现，改变下肢关节负重机制，可加速关节退变。Sakao等[20]研究发现，骨关节炎患者的软骨下骨成骨细胞能产生更多的IL-6、IL-8和MMP-13，影响血管的生成及炎性蛋白的表达，认为炎症因子可影响骨关节炎的发生及发展。腰椎间盘退变也是筋骨病的一种，研究发现在椎间盘退变的过程中，遗传、环境、炎症等因素相互作用起着重要作用[21]。袁伟杰等[22]发现，试验组椎间盘髓核中的炎性因子TNF-α的表达及肢体痛阈高于对照组。Cho等[23]研究表明，TNF-α、IL-1和NO等炎症因子在退变椎间盘中含量明显增高，可认为炎性因子是椎间盘退变损伤神经根并引起疼痛的重要因素。曹月龙等[24]认为，肌肉因素在骨关节炎的发生发展过程中起着重要的作用，导致膝关节稳定性下降，加速膝关节退变。另外，动静力学平衡失调也是筋骨病的关键发病机制之一，动力性失衡先于静力性失衡，但静力性失衡是筋骨病发生与发展的主要原因。

由上可知，筋骨病的致病机理主要跟增龄、基因、生物力学和炎症等因素有关。

2.2 筋骨病治疗进展研究

随着科技的发展进步，利用现代生物技术对中药治疗筋骨病展开了大量的研究。金掌等[25]研究发现，二仙益骨汤可以有效地减少兔股骨头缺血性坏死中骨小梁的裂隙骨折。王运林等[26]发现，采用单味中药淫羊藿治疗骨质疏松大鼠，可以防止大鼠骨量的丢失并提高骨结构的性能。周华等[27]研究表明，右归饮能刺激骨质疏松大鼠模型的骨形成，能上调大鼠体内CT及BMP-2水平，促使疏松的骨组织恢复正常骨的生物力学性能。陈东阳等[28]发现，左归丸可作用于G蛋白耦联受体信号通路，提高骨涎蛋白及骨钙素的含量，促进骨髓间充质干细胞向骨细胞分化，从而有效防治骨质疏松。金连峰等[29]发现，单味中药骨碎补通过影响兔膝骨关节炎模型关节滑膜中的细胞因子的表达，从而保护关节软骨免受损伤以及破坏。李成付等[30]发现，牛膝醇提物能有效降低软骨CKIP-1、caspase-3蛋白表达，提高Bcl-2/Bax、Akt蛋白表达，刺激软骨细胞增殖，修复软骨损伤。

由上可知，中药结合现代生物技术治疗筋骨病，体现了中医药理论在生命科学研究中的科研学术价值及临床转化能力。

3. 小结

通过对筋骨病的古代文献及现代文献进行研究，可以更好地了解筋骨病的病因病机及诊治特色，以便更清晰地认识筋骨病。但很多有关筋骨病的病因病机、学术理论、方药等方面内容，目前还不能完全通过实验研究得到证实，随着研究的深入和实验技术的不断完善，这些研究将为诊治筋骨病提供新的思路和方法。

参考文献

[1]孙悦礼,姚敏,崔学军,等.慢性筋骨病的中医认识与现代理解[J].中医杂志,2014,55(17):1447-1451.

[2]胡悦,孙凯群,孔宁.筋痹论述对筋伤疾病诊治的思考[J].中国骨伤,2014,27(8):700-705.

[3]李满意,娄玉钤.筋痹的源流及相关历史文献复习[J].风湿病与关节炎,2014,3(11):59-67.

[4]都亚楠,鞠宝兆.筋痹与《黄帝内经》[J].实用中医内科杂志,2012,26(10):24-25.

[5]李志庸.张景岳医学全书[M].北京:中国中医药出版社,1999.

[6]李满意,娄玉钤.肝痹的源流及相关历史文献复习[J].风湿病与关节炎,2015,4(4):46-53.

[7]杨建宇.华佗秘传神方[M].郑州:中原农民出版社,2009.

[8]刘世荣.《内经》五痹证病因病机及临床辨治初探[J].湖南中医杂志,2015,31(1):117-119.

[9]张婷婷.浅析痹证、骨痹、骨疣病[J].山东中医药大学学报,2015,39(1):32-33.

[10]李满意,娄玉钤.骨痹的源流及相关历史文献复习[J].风湿病与关节炎,2014,3(12):59-68.

[11]张燕霞,张成博.骨痹古代中医文献研究[J].山东中医药大学学报,2012,36(3):223-225.

[12]李富震,姜德友,白玉宾,等.基于古今文献试论中医药治疗糖尿病骨质疏松症的思路[J].辽宁中医杂志,2015,42(1):50-51.

[13]张振南,谢利民,于潼.骨痹从脾论治[J].山东中医杂志,2015,34(1):3-5.

[14]李满意,娄玉钤.肾痹的源流及相关历史文献复习[J].风湿病与关节炎,2015,4(5):56-64.

[15]刘宏杰,马晓峰.浅谈中医治疗骨痹[J].中华针灸电子杂志,2015,4(6):275-276.

[16]肖林榕,郑红.明清医家论治骨痹(骨关节炎)临床理论的发展[J].中医文献杂志,2003(2):10-12.

[17]谭业宏.浅谈《医宗金鉴》痹病的辨证施治[J].医学信息,2010,23(7):2199.

[18]孙志涛,牛维.古人治疗"骨痹"用药规律研究[J].中华中医药杂志,2016,31(11):4779-4782.

[19]Hanaei S,Abdollahzade S,Khoshnevisan A,et al.Genetic aspects of intervertebral disc degeneration[J].Rev Neurosci,

2015,26(5):581-606.

[20]Sakao K,Takahashi KA,Arai Y,et al.Osteoblasts derived from osteophytes produce interleukin-6, interleukin-8, and matrix metallo-proteinase-13 in osteoarthritis[J].J Bone Miner Metab,2009, 27(4):412 -423.

[21]汪东颖,陆军达,裴建.动静平衡思想对颈椎病防治的指导作用[J].中国中医骨伤科杂志,2012,20(4):60-62.

[22]袁伟杰,袁子薇,王锐英,等.非压迫性椎间盘髓核突出致神经根损伤中自身免疫反应的研究[J].中国免疫学杂志,2015,31(4):545-547,550.

[23]Cho H,Lee S,Park SH,et al.Synergistic effect of combined growth factors in porcine intervertebral disc degeneration[J].Connect Tissue Res,2013,54(3):181-186.

[24]曹月龙,庞坚,詹红生,等.肌肉因素与骨关节炎的临床研究现状[J].中国骨伤,2008,21(6):476-477.

[25]金掌,王维佳,王喜波,等.二仙益骨汤对实验性兔股骨头缺血性坏死骨小梁、骨血管面积及矿化等指标的影响[J].中医正骨,2008,20(1):3-5.

[26]王运林,刘晓晴.淫羊藿对去势雄性大鼠骨密度及骨结构性能的影响[J].中国组织工程研究与临床康复,2008,12(50):9893-9896.

[27]周华.右归饮对去势大鼠骨中 BMP-2 含量及相关因素影响的实验研究[J].中华中医药学刊,2008,26(4):830-831.

[28]陈东阳,林庶茹,尚德阳.左归丸含药血清对骨髓间充质干细胞GPR48、BSP表达影响的实验研究[J].辽宁中医杂志,2017,44(1):178-180.

[29]金连峰,李姗姗.骨碎补对模型兔膝骨关节炎关节滑膜细胞因子TNF-α 影响的实验研究[J].中华中医药学刊,2014,32(6):1398-1401.

[30]李成付,王玖忠,边瑜健,等.牛膝醇提物促进兔骨关节炎软骨修复的作用及其机制的实验研究[J].中国临床研究,2015,28(7):844-847.

（颜夏卫　沈钦荣　胡松峰）

探讨中药不良反应的防范措施

[摘要]

目的: 探讨中药治疗过程中发生不良反应的原因及防范措施。**方法:** 选取在 2017 年 5 月—2020 年 5 月在我院接受中药治疗过程中出现不良反应的 100 例患者,对其临床资料进行回顾性分析,分析不良反应发生的原因及不良反应的类型,依据分析结果提出相应的防范措施。**结果:** 引起中药治疗过程中不良反应的主要原因有:患者的体质因素、药物的管理不完善、药物的配伍不正确、中药的炮制方法不对、剂量不对等,相应的防范措施有对药材质量进行监督以保证中药的质量、合理正确地配伍中药、规范中药的炮制标准、在中药的使用过程中加强监督等。**结论:** 在中药的使用过程中要严格对其进行监督管理,依据患者的病情合理规范用药[1],防止中药不良反应的发生。

[关键词]

中药;不良反应;防范措施

在我国传统医学中,中药起着尤为重要的作用。中药是我国传统医学的精髓,中药流传至今,其疗效已经毋庸置疑。人们普遍认为中药是有效且安全的,对其引起的不良反应并没有很好的认识,更不用说防范中药的不良反应。随着我国中药学的不断发展,中药已经在世界各国开始使用,而不是局限在中国。不正确地应用中药会产生许多不良反应,现在对中药不良反应的报道和研究已经有许多[2],比如龙胆泻肝丸可引起用药者发生急性肾功能衰竭、复方丹参注射液和双黄连注射液可以导致用药者出现过敏性休克,产生这些不良反应的主要原因是对中药的用法、剂量、患者自身的体质等没有清楚地掌握。

为了探讨中药不良反应的发生原因及防范措施,本研究选取 2017 年

5 月—2020 年 5 月在我院接受中药治疗过程中出现不良反应的 100 例患者，对其临床资料进行回顾性分析，总结其产生不良反应的原因和引起的不良反应类型[3]，并找出相应的防范措施，探讨结果如下。

1. 资料和方法

1.1 一般资料

选取 2010 年 5 月—2013 年 5 月在我院接受中药治疗过程中出现不良反应的患者 100 例，其中男 56 例，女 44 例，年龄 10～80 岁，平均年龄 45.3 岁，所有患者经系统的体格检查和询问病史确诊为中药引起的不良反应。

纳入标准：患者详细了解了本次研究的过程及方法，认同并配合本次研究；患者没有在哺乳期或者妊娠期；患者没有精神方面的疾病，没有休克、昏迷等，意识清楚；患者在用中药治疗过程中依从性好，治疗过程中用了单一的中成药或方剂。

1.2 方法

对所选的 100 例因中药治疗引起不良反应的患者的临床资料进行回顾性分析。调查方法为向主治医师详细询问病情、查阅临床病历并记录相关病史和各项检查结果、记录患者用药后产生不良反应的原因、临床症状和体征、患者的年龄和性别以及发生不良反应的频率等。对所有患者的临床资料详细分析后，总结出引起患者不良反应的原因，找出相应的防范措施。

2. 结果

2.1 经过

100 例患者均在使用中药后或使用中药过程中发生不良反应，其中发生胃肠道不良反应的患者占大多数。其他不良反应的类型及例数见表 1。

表 1   100 例患者经中药治疗产生的不良反应类型及其人数

不良反应的类型	人数	占总人数的比例
胃肠道	56	56.0%
外周及中枢系统	10	10.0%
肝脏的损害	5	5.0%
心血管系统反应	3	3.0%
感觉功能紊乱	6	6.0%
皮肤过敏	18	18.0%
免疫系统	2	2.0%

2.2　对发生不良反应的原因进行分析

药物配伍和药物剂量不正确引起不良反应的患者明显多于其他原因引起不良反应的患者。其余原因见表 2。

表 2   发生不良反应的各种原因及人数

引起不良反应的原因	人数	所占比例
药物配伍错误	33	33.0%
中药剂量错误	31	31.0%
患者体质问题	15	15.0%
中药炮制方法不对	13	13.0%
药物的管理不完善	8	8.0%

2.3　相应的防范措施

合理对中药进行配伍，遵循君、臣、佐、使的配伍原则，严格控制用药周期和用药剂量、精心设计中药处方，对症用药、辨证施治，根据患者的具体情况进行用药。藜芦和人参同时应用会增加药物的毒性，所以应注意在配伍中避免相恶、相反药物的同时应用。对有超大剂量用药和特殊用药的情况，应该从小剂量开始或者依据试验数据和理论数据进行用药，进而降低不良反应的发生率。加强中药质量的监督管理在预防中药不良反应中起着重要的作用，加强中药生产过程中各阶段的管理，中药会因生产地、生产季节、生产周期和运输方式的不同而导致产生不良反应的类型和严重程度不同，所以应制定统一的中药生产标准、监督其生产质量。炮制不标准导致的不良反应占有较大的比例。因此，应制定规范的中药炮制标准，设定检验和验收的过程，严格按照规范进行炮制，将药物的毒性降到最低，将不良反应降到最低。

3. 讨论

中药在使用过程中，会产生各种不良反应，无论是患者还是医生都应对其原因和应对措施有一定的了解。医生要根据患者的具体情况进行用药，掌握患者的病情，详细认识中药炮制、配伍、质量监督等过程的重要性，避免中药不良反应的发生，对出现的不良反应要及时正确地应对，保障患者的生命安全。

参考文献：

[1]王鼎燕.论中药的毒性及合理应用[J].基层医学论坛,2019,16(10):13-14.

[2]杨立平.中药不良反应报告分析[J].中国全科医学,2018,14(21):156-157.

[3]朱晓红.中药不良反应的原因分析[J].中国实用医药,2016,5(15):244-245.

（户才凤　李　李）

局封联合非甾体抗炎药物治疗冻结肩 178 例

冻结肩是肩周炎中常见的一个类型，通常所说的肩周炎又多半指的是冻结肩[1]。本病好发年龄为 50 岁左右，女性发病率略高于男性，左侧多发于右侧，亦可两次先后发作，多见于体力劳动者，如不及时有效治疗，可严重影响肩关节的功能活动。本科室自 2014 年以来运用局封配合非甾体抗炎药物治疗肩周炎 178 例，疗效显著，现总结报告如下。

1. 资料与方法

1.1 一般治疗资料

178 例患者符合第 7 版《外科学》中有关冻结肩的诊断标准。其中男 62 例，女 116 例；年龄 40～64 岁。

患病部位：右肩 76 例，左肩 92 例，双肩 10 例。

病程：发病 3 个月以内者 115 例，发病 3 个月以上者 63 例。

1.2 治疗方法

1.2.1 痛点局部封闭

选取患者肩关节周围压痛点（一般有 2～4 个压痛点），严格无菌消毒。

药物选用倍他米松注射液 5mg，2% 利多卡因 5mL。每个痛点注射，可间隔 1 周注射一次。

1.2.2 服用非甾体抗炎药物

选用艾瑞昔布片，早晚各 1 片（0.1g），服用 5～7 天为 1 个疗程。

1.3 功能锻炼

注射局部封闭后，在麻醉作用下立即行被动功能锻炼，可充分松解粘连组织[1]。并嘱患者以持之以恒、循序渐进为原则，行内旋、外旋、外展等家庭自我康复训练[2]。

1.4　疗效标准

根据国家中医药管理局发布的《中医病证诊断疗效标准》拟定。

痊愈：疼痛消失，肩关节功能恢复正常。

显效：疼痛基本消失，肩关节功能活动明显改善。

好转：疼痛明显减轻，肩关节功能有所改善。

无效：病情无改善。

2. 结果

178 例患者通过 1 ～ 2 疗程治疗后，痊愈 150 例，显效 23 例，好转 4 例，无效 1 例，总有效率为 99.4%。

3. 体会

冻结肩的发病机理是在内分泌紊乱、肩关节周围组织损伤、肩关节制动等因素作用下，导致肩关节周围滑膜、软骨、筋膜、肌肉组织以痉挛、粘连为病理改变的一种无菌性炎症[3-4]。倍他米松及非甾体抗炎药物均具有抗炎镇痛作用，加之适当的功能锻炼，可缩短疗程，提高疗效，防止复发[5]。

局封联合非甾体抗炎药物治疗冻结肩，疗效较好，治疗次数少，价格便宜，患者易于接受。

参考文献

[1]陆春梅,杨文忠,黄建良,等.浮针联合再灌注手法治疗肩周炎50例[J].中医外治杂志,2018,27(6):20-22.

[2]宋明霞,徐红,胡长顺,等.平衡针结合艾灸治疗肩周炎疗效观察[J].中医学,2019,8(2):146-152.

[3]曹寅生,万云峰,易强,等.肩关节腔内药物联合注射治疗原发性冻结肩[J].中医正骨,2019,31(7):40-43.

[4]王沐,蔡楠楠,朱法政.非甾体抗炎药物对膝关节骨性关节患者

镇痛及膝关节功能的影响观察[J].湖南师范大学学报(医学版),2019,16(4):16-19.

[5]唐巧.非甾体抗炎药物致不同年龄患者上消化道出血的临床分析[J].医学信息,2014,27(3):342-343.

（沈　昊　王云锋　李仕杰）

臂丛麻醉下章氏正骨手法治疗冻结肩的临床体会

[摘要]

目的：观察章氏正骨手法治疗冻结肩的临床疗效。**方法：**选择冻结肩患者 10 例，随机分为观察组和对照组，每组各 5 例。观察组运用章氏正骨手法治疗，对照组采用传统肩关节松解术治疗，比较两组治疗后疗效的差异。**结果：**观察组患者的治愈率略高于对照组。**结论：**初步体会章氏正骨手法治疗冻结肩效果略优于传统疗法，值得进一步探讨。

[关键词]

冻结肩；章氏正骨手法；臂丛麻醉下；肩关节松解

冻结肩是一种因肩关节周围软组织病变而引起肩关节疼痛和活动受限的肩部疾病，亦称肩周炎，具有缓慢发病、逐渐加重，经数月或更长时间可自行减轻以至自愈的发病特点。冻结肩病因较多，因其病因不同，临床疗效亦不同。本文讨论的患者均为无明显诱因下出现冻结肩症状者。虽然冻结肩是一种最终可自愈的疾病，但在患病期间会给患者带来很大的痛苦及行动不便，所以应积极地治疗。治疗上采用手法治疗冻结肩居多，其中松解手法分为逐渐性松解法和一次性松解法。临床上采用臂丛麻醉下一次性松解法治疗者居多，并随着临床医生对手法的不断改进，临床疗效不断提高。笔者对传统一次性松解疗法加以改进，配合运用章氏正骨手法治疗冻结肩 5 例，收效良好。现报道如下。

1. 临床资料

1.1 一般资料

选取 2017 年 1 月—2020 年 8 月就诊的冻结肩患者 10 例。随机分为观察组和对照组，两组各5例。其中观察组女3例，男2例，平均年龄（47.12±2.33）岁。对照组女4例，男1例，平均年龄（49.28±2.56）岁。两组患者一般资料比较，差异无统计学意义（$P > 0.0.5$），具有可比性。

1.2 纳入标准

无明显诱因下出现冻结肩的患者；符合知情同意原则。

1.3 排除标准

肩袖损伤患者；半年内有肩部外伤史患者；肿瘤患者；年老体弱、合并有冠心病或血液系统疾病的患者。

1.4 治疗方法

1.4.1 对照组

于臂丛麻醉下，先行肩关节前屈、外展等方向的动作，再行肩关节内收动作，最后行后伸动作，一次性松解开肩关节周围各软组织之间的粘连性改变，于术后1天配合肩关节功能锻炼。

1.4.2 观察组

于臂丛麻醉下，施行章氏正骨手法：调整松解顺序，先作内收活动后，再行肩关节外展、上举及后伸的动作，逐渐松开粘连的软组织。术后1天配合肩关节功能锻炼。

1.5 疗效标准 [1]

治愈：肩部疼痛消失，肩关节功能完全或基本恢复。

好转：肩部疼痛减轻，活动功能改善。

未愈：症状无改善。

2. 结果

观察组治疗有效率为100%，对照组有效率为80%，见表1。

表 1　两组治疗效果分析

组别	n	治愈	好转	无效	治愈率
观察组	5	5	0	0	100%
对照组	5	4	1	0	80%

3. 体会

　　冻结肩一般为慢性发病，肩关节各向活动均受限，以外展和外旋最显著，在早期由于胸锁关节及肩胛骨的活动，运动的限制易被忽略，晚期可呈僵硬状态，病程较长者，可见肩胛带肌萎缩，尤以三角肌为明显。本病一般保守治疗行肩关节活动练习者多，传统肩关节松解粘连手法以外展及外旋为主，往往难以将粘连的软组织完全松解，肩关节功能难以完全恢复。章氏正骨手法是先行肩关节内收运动，松解肱二头肌短头及喙肱肌起点处的肌肉粘连后，再行外展及上举动作，较传统松解术可以更轻松地松解冈上肌及三角肌附近的粘连组织，阻力明显减少，最后再行后伸动作，松解肱二头肌长头及大圆肌，术后 1 天配合肩关节功能锻炼，效果显著。笔者在临床实践中，根据章氏正骨手法调整了松解方向的顺序，首先松解内收肌群，可以明显减少松解外展及上举肌群的阻力，减少患者的痛苦，提高临床疗效。因开展此疗法诊治的病例较少，暂时有以上体会，有待进一步观察及讨论。

参考文献

[1] 国家中医药管理局医政司.中医病症诊断疗效标准[M].北京:中国中医药出版社,2012.

（袁琴优　金海兵　王锐利）

并用中药内服外敷治疗低毒感染指骨骨髓炎30例

[摘要]

目的: 探究中药内服外敷治疗低毒感染指骨骨髓炎的临床应用价值。**方法:** 选取2013年1月—2016年6月在我院进行治疗的60例低毒感染指骨骨髓炎患者,将所有患者随机分为对照组和观察组,每组各30例患者。对照组患者予以常规手术清创和抗感染治疗;观察组患者在常规治疗的基础上再进行中药内服外敷的治疗。对两组患者的临床治疗效果、消肿止痛所需时间、切开愈合以及感染情况等进行比较分析。**结果:** 观察组患者的临床总有效率为86.7%,对照组患者的临床总有效率为66.7%,两组比较差异有统计学意义($P < 0.05$)。患者经过治疗后,观察组在3天内急性症状消失的发生率为86.7%,明显优于对照组的40%($P < 0.05$);且观察组患者的切口愈合时间明显短于对照组($P < 0.05$);手术后观察组感染的发生率为3.3%,显著低于对照组的感染发生率(30%),差异具有统计学意义($P < 0.05$)。**结论:** 在常规治疗上联合中药进行内服外敷的方法治疗低毒感染指骨骨髓炎能够获得显著治疗效果,有效缩短患者的治疗和恢复时间,极大地改善了患者的生活质量。

[关键词]

中药;内服外敷;低毒感染;指骨骨髓炎

指骨骨髓炎是骨髓炎的一种,一般是指手指末节由于接触各种尖锐物品而发生受伤,如鱼刺、虾刺等一些水体生物的尖刺而造成的损伤[1]。正是由于指骨骨髓炎的这种特点,这种疾病的发病率在沿海地区较高,而且多发于从事渔业劳作的人员。指骨骨髓炎一旦发生,病程较长、病情反复,可严重干扰患者的日常生活劳作,对患者的生命健康造成极大的负担和威胁[2]。临床上一般采用常规的手术进行患处的清理和治疗，但是往往会发生术后感染等并发症，这样不仅不利于患者病情的恢复，也降低了患者的生活质量[3]。中医药治疗骨髓炎一直在临床上占有举足轻重的地位，而且凭借着其不良反应小等优点越来越受到临床医生的青睐。本研究中采用中药内服外敷的治疗方法对指骨骨髓炎患者进行了治疗，现报道如下。

1. 临床资料

1.1 一般资料

选取 2013 年 1 月—2016 年 6 月在我院进行治疗的 60 例低毒感染指骨骨髓炎患者，所有患者均经过仔细的影像学检查而确诊。排除严重肝、肾功能不全的患者，恶性肿瘤患者、严重精神疾病患者等。所有患者临床症状均为患指肿痛、出现反复流脓现象。将所有患者随机分为对照组和观察组，每组 30 例，对照组中男 21 例，女 9 例，年龄为 30 ～ 57 岁，平均年龄（43.5±5.83）岁，平均病程（3.52±1.18）个月。受伤手指包括无名指 4 例、中指 12 例、食指 6 例以及拇指 8 例；观察组中男 20 例，女 10 例，年龄 32 ～ 59 岁，平均年龄（42.9±5.78）岁，平均病程（3.67±1.24）个月。受伤手指包括无名指 3 例、中指 13 例、食指 7 例以及拇指 7 例。两组性别、年龄、病程以及病情等基本资料比较，差异均无统计学意义（$P > 0.05$），具有可比性。

1.2 指骨骨髓炎的判断依据

患者的患指处经穿刺能够将脓液抽出，如果将骨膜穿破，患者的症状可以得到缓解。当患指出现溃疡之后，伤口无法愈合，导致窦道的产生，病情反复。除此之外，患者存在较为明显的化脓性病灶。血常规检查可发现患者白细胞以及中性粒细胞数量升高[4]。血液细菌培养结果为阳性。具有骨质破坏、骨膜反应等影像学特点。

1.3 治疗方法

给予西药消肿止痛以及抗生素抗感染治疗。待患者病情稳定后进行手术，将组织坏死的部分和死骨清除掉，手术完成后及时进行营养支持以及抗感染治疗。观察组患者除了常规的消肿止痛以及抗感染治疗之外，加用中药进行内服外敷，内服的中药基础组成为黄芪 20g、青风藤 13g，金银花 15g，五味子 15g，甘草 15g，熟地黄 10g，丹皮 10g，丹参 10g，北沙参 12g，大青盐 20g [5]。若患者有明显发热等症状，可加入知母 12g 和蒲公英 15g；若患者的气血亏损过于严重，则可加入党参 15g、炒白术 12g、当归 10g。中药加水煎至 300mL 左右，一剂中药可以分 3 次，早、中和晚上服用（每次 100mL），共服用 1 个月。外敷用如意金黄膏在患指处的外敷，每天 1 次；当患者患处不再流出脓液后，再用生肌玉红膏进行外敷，以达到促进创口愈合以及生长新肌肤的目的，每 3 天进行一次外敷。外敷时间同样为 1 个月。在两组治疗期间均给予高营养、易消化的食物来增强机体的免疫力，以促进伤口的愈合。

1.4　统计学方法

使用 SPSS 17.0 统计学软件对数据进行分析，计量资料用均数 ± 标准差（$\bar{\chi} \pm s$）表示，（$P < 0.05$）（n，%）表示，以 $P < 0.05$ 为差异有统计学意义。

1.5　观察指标和评价标准

1.5.1　观察指标

对两组患者的临床治疗效果、消肿止痛所需时间、切口愈合以及感染情况等进行比较分析。

1.5.2　临床效果的评价标准

痊愈：患者的临床症状完全消失，患指功能恢复正常且未发现死骨和骨膜反应，破坏的骨质得到修复。

显著有效：患者的临床症状大部分消失，未发现死骨，破坏的骨质大部分得到修复。

好转：患者的临床症状有所改善，但是仍存在部分窦道的残留，伤口没有完全愈合。

无效：患者的临床症状无改善，病情甚至有所加重[6]。

2. 结果

2.1 两组患者治疗效果比较

观察组患者的临床总有效率为 86.7%，对照组患者的临床总有效率为 66.7%，两组之间差异有统计学意义（$P < 0.05$），具体结果见表 1。

表 1　两组患者治疗效果比较 [n(%)]

组别	n	痊愈	显著有效	好转	无效	总有效率
对照组	30	9（30）	7（23.3）	4（13.3）	10（33.3）	20（66.7）
观察组	30	14（46.7）	9（30）	3（10.0）	4（13.3）	26（86.7）

2.2 两组患者治疗后切口愈合时间以及术后感染情况比较

治疗后，观察组患者在 3 天内急性症状消失的发生率为 86.7%，对照组则为 40%（$P < 0.05$）；观察组患者的切口愈合时间平均（14.8±6.2）天，明显短于对照组的（19.1±5.9）天（$P < 0.05$）；手术后观察组感染的发生率为 3.3%，显著低于对照组感染的发生率（30%）（$P < 0.05$），具体结果见表 2。

表 2　两组患者治疗后切口愈合时间以及术后感染情况比较

组别	n	术后感染例数 [n(%)]	切口愈合时间(d)	治疗后 3 天急性症状消失 [n(%)]
对照组	30	9（30）	19.1±5.9	12（40）
观察组	30	1（3.3）	14.8±6.2	26（86.7）

3. 讨论

骨髓炎是骨科临床上一种较为严重的疾病，中医名称又为附骨疽[7]。主要是指某些具有化脓性质和致病性质的细菌侵入机体的骨髓、骨膜或者骨皮质，导致感染而引发的疾病。这种疾病病情容易反复，治疗起来较为困难。由于手是人体最重要的活动部位，日常生活劳作都需要手指去完成，因此手指受伤的可能性很大。一般来说，手指指骨的末节掌内是最容易受到伤害的位置，也是指骨骨髓炎的集中发病区域，常因各种尖锐物品而发生受伤，如鱼刺、虾刺等一些水体生物的尖刺。

随着中医药在临床上的越来越广泛的应用，以及中医药不良反应小且可以治本等优点，中药的内服外敷在骨髓炎的治疗上备受青睐。中医认为，低毒感染指骨骨髓炎是毒气导致气血阻滞，湿邪和火毒郁结所导致[8]。本研究在常规的消肿止痛和抗感染治疗上加用适当的中药进行内服外敷。其中金银花和甘草能够降火解毒；青风藤可以除湿利水；丹参、丹皮可以活血化瘀、消肿止痛；五味子、熟地黄等具有益气生津、促进血流通畅的作用[9]。内服中药达到治疗骨髓炎的目的。外敷如意黄金膏，可以起到凉血清热、消肿止痛的作用。本研究结果也证实了中药内服外敷的优点，观察组的总有效率以及切口愈合的时间均优于对照组，而且不良反应较少。

综上所述，在常规治疗基础上联合中药进行内服外敷治疗低毒感染指骨骨髓炎能够达到标本兼治、双管齐下的治疗效果，有效地缩短了患者的治疗和恢复时间，极大地改善了患者的生活质量，并用中药内服外敷的治疗方法有着重要的临床意义。

参考文献

[1]刘振云,陈彦胜,孙绍裴,等.中药内服外敷对慢性骨髓炎新生血管的调控机制的探讨[J].中国医师杂志,2010,12(6):765-767.

[2]诸利刚,李颖,成震宇,等.中药内服和外敷治疗急性骨髓炎66例疗效观察[J].中国中医药科技,2013,20(2):195.

[3]杨爱勇,林传松,戴世学,等.综合疗法治疗慢性化脓性骨髓炎25例疗效观察[J].云南中医中药杂志,2007,28(10):9.

[4]高雷,李宇能,张伯松,等.抗生素药珠植入术和闭合灌洗引流术治疗骨髓炎疗效对比[J].山东医药,2010,50(28):76-77.

[5]张文作.封闭式负压引流与对冲引流治疗骨髓炎疗效对比研究[J].河北医学,2015,21(3):402-404.

[6]黄莺,曹瑛,邹梦晨,等.糖尿病足合并骨髓炎创面病原菌分布及危险因素分析[J].南方医科大学学报,2015,35(12):1782-1786.

[7]傅景曙,谢肇.骨髓炎清创技术的研究进展[J].中华创伤杂志,2015,

31(7):667-669.

[8]郑少逸,赖文,黄志锋,等.双侧胸大肌肌瓣治疗开胸术后胸骨骨髓炎临床效果[J].中华烧伤杂志,2015,31(1):61-63.

[9]李长林.创面敷料结合封闭负压引流治疗创伤性骨髓炎的疗效[J].中国老年学杂志,2014,34(4):2128-2130.

（陈龙华　金郑香　吴　琴）

中医正骨手法结合中药熏洗治疗腰椎间盘突出症

[摘要]

目的: 探讨采用中医正骨手法结合中药熏洗治疗腰椎间盘突出症的临床疗效。**方法:** 2019 年 2 月—2021 年 8 月,对 42 例采用中医正骨手法结合中药熏洗治疗的腰椎间盘突出症患者进行回顾性分析,其中男 32 例,女 10 例,年龄 25～56 岁,中位年龄为 32 岁。病程最长为 5 年,最短为 1 个月。**结果:** 本组 42 例患者经 2～3 个疗程治疗,治愈 22 例,显效 10 例,有效 7 例,无效 3 例,总有效率为 92.8%。**结论:** 应用中医正骨手法结合中药熏洗疗法治疗腰椎间盘突出症,可改善患者的功能,提高患者的生活质量,具有良好的临床效果,是一种简便、易行方法,适合基层医院的开展。

[关键词]

腰椎间盘突出;正骨;手法;中药;熏洗

腰椎间盘突出症患者人数逐渐增多。随着医疗水平的提高,对医疗服务也提出了更高的要求,在对腰椎间盘突出症患者采取更为有效也更为安全的治疗上,已在近些年的发展中受到人们越来越多的关注[1-2]。我院于 2019 年 2 月—2021 年 8 月,采用中医正骨手法结合中药熏洗治疗腰椎间盘突出症 42 例,取得了满意的疗效。现报道如下。

1. 临床资料与方法

1.1　一般资料

本组病例 42 例,男 32 例,女 10 例,年龄 25～56 岁,中位年龄 32 岁;病程最长 5 年,最短 1 个月;单纯腰痛 20 例,腰痛伴单侧下肢疼痛 32 例,腰痛伴双下肢疼痛 10 例;直腿抬高试验阳性 27 例;颈静脉压迫试验阳性 19 例；屈颈试验阳性 16 例。所有患者均拍摄腰椎 X 线片、腰椎 CT 和 MRI 检查，经系列的影像学检查及临床症状确诊。

1.2 诊断标准

中、西医诊断均参照国家中医药管理局颁发的《中医病证诊断疗效评定标准》[3]进行诊断。

纳入标准：①符合腰椎间盘突出症的诊断标准；②具有保守治疗指征，能积极配合治疗者；③年龄 20 ~ 60 岁。

排除标准：①有严重心脑血管疾病或脏器衰竭者；②有腰椎肿瘤、腰椎结核、腰椎滑脱及严重骨质疏松者；③不愿接受针灸治疗者；④意识不清、精神病患者及妊娠期妇女。

1.3 方法

1.3.1 中医正骨手法

患者均取俯卧位，医者站于一侧，运用滚、揉、按手法在患者的腰部督脉和臀部及下肢后外侧推拿至脊柱，运用揉、滚法沿膀胱经施掌，再用肘关节或拇指对患者腰部的痛点进行颤压法。力量逐渐加强，以患者能够忍受为度，此动作反复做 3 次，力量要柔和而有深度，每次至脊背部皮肤发红、发热即结束，每次 30 分钟，每天 1 次，10 天为一个疗程。提醒患者注意腰部保暖。治疗该病的手法关键为正骨复位及松解痉挛；其手法要求重而不滞、循序渐进、轻而不浮、稳而有准。

1.3.2 中药熏蒸

患者均取俯卧位，运用我院腰椎间盘突出症熏蒸方（药物组成：川芎 30g、牛膝 20g、莪术 25g、木瓜 15g、苏木 15g、制川乌 15g、草乌 15g、海桐皮 20g、五加皮 10g、透骨草 15g、秦艽 15g、三棱 15g、红花 10g、桑枝 10g）进行中药熏蒸；将上述药物用纱布包好，加水 3000mL，煎汤 30 分钟。煎沸后，先用药蒸汽熏蒸 20 分钟，当温度下降到 45℃~ 50℃时，再将药液用毛巾热敷及擦洗脊背部 30 分钟，每日熏蒸一次，10 天为一个疗程，共治疗 3 个疗程。

1.4 疗效评定标准

治愈：腰腿疼痛、麻木消失、脊柱侧凸消失，棘突间旁压痛、放射痛消失，直腿抬高 80° 以上，恢复原工作。

显效：腰腿疼痛、麻木基本消失、脊柱侧凸明显改善，棘突间旁有轻度压痛、但无放射痛，直腿抬高 70° 以上，或仅有小腿外侧或足背轻度麻木，恢复原工作或改换工作。

有效：腰腿疼痛有所减轻，体征较治疗前有所改善。

无效：症状和体征均无明显好转。

2. 结果

本组 42 例患者经 2～3 个疗程治疗，按上述标准评定，治愈 22 例，显效 10 例，有效 7 例，无效 3 例，总有效率为 92.8%。

3. 讨论

腰椎间盘突出症是临床常见病、多发病，属于中医学"腰腿痛""痹症"的范畴[4]，是引起腰腿痛的最主要原因之一，临床上治疗方法颇多，我们常常采用药物局部封闭、口服抗炎止痛药物、物理疗法等治疗，甚至采用手术治疗，但效果均不十分肯定。有研究表明，有 85%～90% 的腰椎间盘突出症患者经过积极的非手术治疗，均可获得较好的疗效[5-8]，因此本组的所有病例均采用非手术治疗。腰椎间盘突出症的主要病理机制为在腰椎间盘发生退行性病变的情况下，纤维环因外力作用而破裂，髓核由裂口突出，压迫刺激脊神经根及周围软组织，神经因机械性压迫而致炎性水肿，从而产生腰腿疼痛、麻木、功能障碍等症状[9-10]。通过对抗牵引，使椎间隙增大，椎间盘承受压力减小，可促使突出物还纳复位，使神经根受压减轻，从而减轻神经根无菌性炎症反应，改善腰椎间盘突出症患者的一系列症状。本组患者首先采用中医传统的正骨手法，一方面将局部粘连的肌肉、筋膜及韧带组织得到进一步的松解，以消除肌、筋膜的紧张痉挛，改善局部的血供，促进新陈代谢，加速无菌性炎症的吸收，另一方面可以纠正小关节的紊乱，使椎间隙拉宽，椎间孔变大，椎间盘内压减小，其至形成负压，使突出的椎间盘还纳，缓解对神经根的压迫，使疼痛的缓解或消失[11-14]。

《内经》曰："腰为肾之府，转摇不能，肾将惫矣"；《证治准绳》亦云："腰痛有风、有湿、有寒、有热、有挫闪、有瘀血、有滞气、有痰积、皆标也；肾虚，其本也"；《杂病源流犀烛·腰脐病源流》则明确指出："腰痛，肾虚其本也，风寒湿热痰饮、气滞血瘀闪挫其标也"。故腰椎间盘突出症其病因病机为肾精亏虚、肝肾不足，遇跌扑闪挫，或感受风寒湿热之邪，或劳损陈伤，致经络闭阻，瘀血凝滞而致。所以本病治疗以"扶正祛邪、标本兼顾"为原则，以补益肝肾、祛风除湿、活血止痛为法。通过运用我院腰椎间盘突出症熏蒸方进行中药熏蒸治疗，驱散邪气，使经络舒张，血行通畅，则痛可消失。熏蒸方主要由川芎、牛膝、莪术、木瓜、苏木、制川乌、草乌、海桐皮、五加皮、透骨草、秦艽、三棱、红花、桑枝等10多味中草药制剂，用于熏蒸腰部，可直接经皮透入病灶而发挥治疗腰腿痛的功效。此外，在本病的治疗中，医生必须熟练地掌握精巧的手法技能，切不可施用暴力，手法的轻重，也都需要辨证施治，因人而异，对于严重骨质疏松患者、有明确手术指征的患者、皮肤容易过敏的患者慎用[15]。

本组患者治疗结果显示，应用中医正骨手法结合中药熏洗疗法治疗腰椎间盘突出症，能改善患者的功能，提高患者的生活质量，具有良好的临床效果，是一种简便、易行的方法，适合基层医院开展。

参考文献

[1]周炳文.腰背痛[M].2版.北京:人民卫生出版社,2005.

[2]胡有谷.腰椎间盘突出症[M].北京:人民卫生出版社,1985.

[3]国家中医药管理局.中医病证诊断疗效标准[M].南京:南京大学出版社,1994.

[4]石印玉.中西医结合骨伤科学[M].北京:中国中医药出版社,2007.

[5]吕一,朱胤晟.液压腰椎牵引器治疗腰椎间盘突出症临床疗效观察[J].

中医正骨,2013,25(5):20-21.

[6]杨芳滔.中医治疗腰椎间盘突出症的研究进展[J].亚太传统医药,2000,6(10):146-147.

[7]程永红.腰椎间盘突出症手术治疗研究进展[J].颈腰痛杂志,2011,32(6):459-461.

[8]海涌.腰椎间盘突出症研究进展[J].中国脊髓杂志,2006,16(4):320.

[9]李智斌.腰椎间盘突出症病机研究进展[J].现代中医药,2007,27(6):72-73.

[10]李晓声,曾炎.药物治疗腰椎间盘突出症的机制及研究进展[J].中国医师进修杂志,2006,29(12):56-58.

[11]赵继荣.腰椎间盘突出症两种方法治疗前后影像学评价[J].颈腰痛杂志,2003,24(2):82-84.

[12]徐海涛,佘达传,李云贵,等.坐位旋转手法时退变腰椎间盘内在应力和位移的有限元分析[J].中国康复医学杂志,2007,22(9):769-771.

[13]冯宇,杨殊杰,高燕.手法治疗腰椎间盘突出症疗效以及解除神经根受压的MRM分析[J].中国骨伤,2005,18(8):456-458.

[14]姜耘宙.自拟强脊健骨汤配合腰椎牵引治疗腰椎间盘突出症65例[J].浙江中医杂志,2014,49(1):44-45.

[15]王萧枫,许兵,陈冠儒,等.伤科腰痛贴联合骨盆牵引对腰椎间盘突出症患者生活质量的影响[J].中医正骨,2014,26(8):36-37.

（江克罗　李　灏　钟文华）